고스트 혈관

몸·속·미·세·기·관·들·이·펼·치·는·재·생·시·나·리·오·의·비·밀

만성 질병과 노화를 일으키는 숨겨진 위험

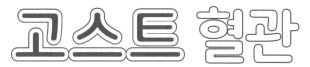

고스트 혈관

타카쿠라 노부유키 지음 | 서희경 옮김

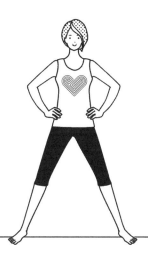

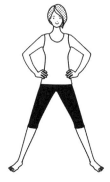

시작하며

처음 뵙겠습니다.

오사카대학교 미생물연구소의 타카쿠라 노부유키입니다.

저는 혈관신생과 줄기세포 등을 포함하여 20년 이상
혈관에 대해 연구하고 있습니다.

갑작스럽지만, 여러분의 모세혈관은 건강한가요?

모세혈관이 이런 모양이라면 주의해야 합니다!

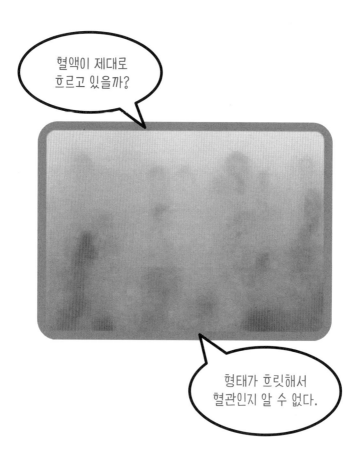

정상적인 모세혈관은 이런 모양입니다.

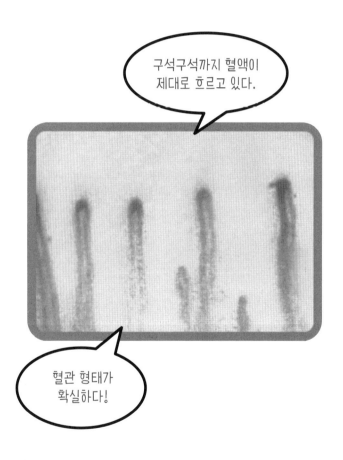

사진출처 : AT CO., LTD

앞서 소개한 사진은 이 책의 주제인 고스트 혈관입니다.

저는 10년 전, 한 TV 프로그램에서 모세혈관에 관해 이야기할 기회가 있었습니다. 시청자분들이 이해하기 쉽도록 손상을 입은 모세혈관을 '고스트 혈관'이라고 표현하였습니다.

세계 각국의 연구자들 역시 모세혈관에 대해 여러 연구를 진행하였고, 고스트 혈관이 치매나 골다공증의 원인이 되거나 매우 깊은 관련이 있다는 사실을 밝혀냈습니다.

최근 몇 년 동안 TV 건강 프로그램 등 다양한 매체에서 이러한 연구 결과들을 다루면서 '고스트 혈관'이 주목받게 되었습니다. 건강 프로그램에서는 모세혈관을 현미경으로 관찰한 사진에 유령이나 도깨비 이미지를 첨부하여 시청자에게 소개하고 있었습니다. 시청자의 이해를 돕기 위해서였을 테지만, 저는 고스트 혈관이라는 이름을 지은 사람으로서 솔직히 착잡한 심정이 들었습니다.

사실 고스트 혈관의 '고스트'는 유령을 생각하고 지은 이름이 아니라, '고스트 타운'을 연상한 것입니다.

우리 몸 구석구석까지 혈액이 돌게 하는 것은 혈관입니다.

혈관은 이른바 인체의 각 기관을 연결하는 도로입니다. 동맥과 정맥은 큰 간선도로이고 거기에서 이어지는 세동맥과 모세혈관은 지방도, 시·군·구도 등의 작은 도로입니다.

아무리 훌륭한 간선도로가 있다 해도 집 앞 도로가 막히면 택배도 도착하지 못하고, 주민의 이동도 용이하지 않아 사회로부터 점점 고립될 수밖에 없습니다.

게다가 쓰레기 수거차도 진입할 수 없게 되므로 집과 마을은 점점 비위생적으로 변합니다. 쾌적한 삶을 누릴 수 없게 된 주민들은 하나둘 마을을 떠나고, 시간이 지나면서 결국 고스트 타운이 되고 맙니다.

고스트 타운처럼 변해버린 혈관을 고스트 혈관이라고 합니다.
혈액이 흐르지 않아 산소와 영양소를 공급하지 못하고,
노폐물을 회수할 수도 없습니다.
고스트 혈관은 주변 세포와 조직을 훼손할 뿐만 아니라
경우에 따라서는 사멸시키기도 하는 무서운 현상입니다.

고스트 혈관의 존재는 1970년대에 논문[1]을 통해 보고되어 왔습니다. 인체에 노화하고 쓸모없어진 혈관이 존재함이 확인되었고, 그러한 혈관을 Empty Sleeve(빈 칼집)라고 표현하였습니다.

그러나 모세혈관에 관심을 가지고 적극적으로 연구하는 사람이 많지 않았습니다. 왜냐하면 혈관 분야는 주로 대동맥과 관상동맥을 중심으로 연구가 이루어져 왔기 때문입니다.

저는 연구에 전념하기 전까지, 혈액종양내과에서 임상의로 재직하면서 혈액암과 고형암 환자들을 치료하였습니다. 당시 임상 현장에서 효능이 입증된 항암제를 투여했음에도 일부 환자들의 경우 항암 효과가 낮거나 거의 없는 현상을 보며 의문을 품게 되었습니다.

'약 자체의 기능에는 문제가 없는데 왜 효과가 없는 것일까? 어쩌면 약이 아니라 약이 전달되는 환경에 문제가 있는 것은 아닐까?'

여기서 말하는 환경이란 혈관을 의미합니다. 이후 저는 암 혈관을 연구하기 시작했습니다. 암조직 주변에서 발견되는 혈관은 대부분 모세혈관입니다. 그리고 암 증식의 원인 중 하나인 '미성숙한 모세혈관'을 연구하면서 혈관신생의 원리를 깨달았습니다. 또한 더욱 놀라운 사실을 발견하였습니다.

암조직에서 보이는 미성숙한 모세혈관이
암에 걸리지 않은 사람에게서도 발견된다는 사실입니다.
미성숙한 모세혈관은 혈액이 부족하고 훼손되기 쉬운
불안정한 혈관으로 노화와 질병의 원인이 됩니다.

그런 모세혈관을 '고스트 혈관'이라고 명명한 것입니다.

이 책을 통해 제가 지금까지 진행해 온 혈관 연구를 바탕으로 모세혈관의 구조와 작용, 그리고 노화와 질병을 초래하는 고스트 혈관에 대해 소개하고자 합니다.

제1장의 주제는 '사람은 모세혈관과 함께 늙어간다' 입니다.

혈액과 혈관의 구조와 기능에 대해 전반적으로 다루고, 모세혈관의 구조와 기능에 대해 상세히 설명합니다. 모세혈관은 단순한 말단 혈관이 아니라 호르몬을 전달하거나 몸의 균형을 유지하는 역할을 합니다. 이러한 모세혈관의 놀라운 기능을 자세히 소개할 것입니다.

제2장은 '고스트 혈관과 질병'을 다룹니다.

고스트 혈관은 암이나 노화에 의한 질환(골다공증이나 치매)과도 깊이 관련되어 있습니다. 노화 관련 질병이나 생활습관병에 관심 있는 분들께 꼭 이야기해 주고 싶은 내용입니다.

제3장에서는 '고스트 혈관과 노화'의 관계를 설명합니다.

지금까지 잘 알려지지 않았던 노화 메커니즘을 파헤치고, 노화를 촉진하는 '산화'와 '당화'에 주목합니다. 그리고 모세혈관이 노화되면 우리 몸에서 어떤 변화들이 일어나는지 구체적으로 살펴볼 것입니다.

'외모 나이는 혈관의 고스트화와 비례한다'는 충격적인 결과가 보고되었습니다. 또한, 외모 나이의 기준이 되는 피부와 머리카락이 고스트 혈관과 관계있다는 사실도 명확히 밝혀졌습니다.

앞으로는 '노화는 어쩔 수 없다'라며 포기하지 않아도 됩니다. 모세혈관의 수명은 여러분의 나이에 상관없이 충분히 늘릴 수 있습니다!

제4장에서는 '모세혈관과 함께 젊어지는 방법'을 알려드립니다.
고스트 혈관을 개선하고 정상 혈관을 늘리면 노화의 굴레에서 벗어나 건강하고 젊은 삶을 누릴 수 있다는 희망적인 메시지를 전달할 것입니다.

제5장에서는 '고스트 혈관을 만들지 않는 실천법 33가지'를 소개합니다.
제4장의 개념을 살려, 모세혈관을 활성화 할 수 있는 구체적인 방법들을 제시합니다. 고스트 혈관을 개선하고 빨리 건강해지고 싶은 분들은 제5장부터 읽기 시작해 보세요.
실천법을 통해 몸의 변화를 직접 체험하고 다시 제1장부터 읽기 시작하면 모세혈관의 중요성을 다시금 실감할 수 있을 것입니다.

추가로 오사카대학교 미생물 연구소 칼럼을 통해 최근 화제가 되고 있는 첨단 연구 동향을 소개합니다.

미래 의학과 의료 기술의 발전이 보여주는 희망을 발견하실 수 있을 것입니다.

지금 세계는 의료 기술 발달과 더불어 최장수 시대로 진입하였습니다. '100세 인생 시대'를 맞이하여 개인의 삶과 국가 제도, 그리고 사회 시스템의 변화라는 커다란 과제에 직면한 시점입니다.

이러한 변화 앞에서 우리는 '건강'을 가장 중요하게 여기는 태세를 갖추어야 합니다. 건강한 몸과 마음이라는 든든한 토양이 있어야 인생이라는 큰 나무를 키울 수 있기 때문입니다.

'노화와 질병의 구조를 파악하고, 예방하는 방법을 안다'
고스트 혈관은 그 핵심이라고 할 수 있습니다.

이 책이 여러분의 건강한 삶을 지원하는 동기와 아이디어가 되길 진심으로 바랍니다.

차례

제3장 고스트 혈관과 노화

제4장 모세혈관과 함께 젊어진다

제5장 고스트 혈관을 만들지 않는 33가지 실천법

*일부 통계 데이터는 국내 실정에 맞게 변경하였습니다.

내 몸에 고스트 혈관이 있는지 체크해 보자!

요즘, 이런 느낌이라면?

고스트 혈관이 원인일 수 있습니다.

[외모]

- ☐ 예전보다 살이 쉽게 찌거나, 한 번 찐 살이 잘 빠지지 않는다.
- ☐ 탈모가 심해지고 머릿결에 윤기와 볼륨이 없다.
- ☐ 피부가 처지고 주름이 늘었다. 기미와 피부 트러블이 생겨 고민이다.
- ☐ 화장이 잘 안 먹는다.
- ☐ 손등 혈관이 도드라지기 시작했다.
- ☐ 손·발톱이 잘 깨지고 줄이 생겼다.
- ☐ 신경이 쓰일 정도로 자주 붓는다.
- ☐ 발뒤꿈치에 각질이 일어나고 균열이 있다.

[건강 상태]

- ☐ 계단을 오르면 숨이 가빠진다.
- ☐ 금방 피로해지고 집중력이 떨어졌다.
- ☐ 예전에는 약간 저혈압이었는데, 최근 혈압이 높아졌다.
- ☐ 쉽게 잠들지 못하고, 중간에 깨는 등 잠을 깊게 못 잔다.
- ☐ 전보다 자주 감기에 걸린다.
- ☐ 눈이 건조하고, 자주 피로하다.
- ☐ 이명이 들린다.
- ☐ 손·발이 차다.
- ☐ 왠지 의욕이 없다.
- ☐ 운동 후 근육통이 오래간다.
- ☐ 예전보다 주량이 약해졌다.
- ☐ 상처가 잘 아물지 않는다.

체크 항목의 원인 및 해설은 다음 페이지에서 확인!

☐ 예전보다 살이 쉽게 찌거나, 한 번 찐 살이 잘 빠지지 않는다.

∨ **혈액순환 및 신진대사 저하로 지방을 연소하는 힘이 약해졌다.** ⇨ p.45

☐ 탈모가 심해지고 머릿결에 윤기와 볼륨이 없다.

∨ **두피에 산소와 영양소 공급이 부족하여 모발 내·외부의 다양한 조직이 유지되지 않고 있다.** ⇨ p.97

☐ 피부가 처지고 주름이 늘었다. 기미와 피부 트러블이 생겨 고민이다

∨ **모세혈관에서 혈액 성분이 쉽게 누출되고 있으며, 만성적 염증 상태에 이르렀다.** ⇨ p.91

☐ 화장이 잘 안 먹는다

∨ **모세혈관의 신축성이 저하되어 혈액 성분이 표피까지 도달하지 못하면서 피부 보습력이 약해졌다.** ⇨ p.91

☐ 손등 혈관이 도드라지기 시작했다

∨ **피부세포에 영양소가 공급되지 못하면서 피부가 얇아지고 약해졌다.** ⇨ p.91

☐ 손·발톱이 잘 깨지고 줄이 생겼다.

∨ **모세혈관이 손·발톱을 만드는 조직에 산소와 영양소를 전달하지 못하고 있다.** ⇨ p.91

☐ 신경이 쓰일 정도로 자주 붓는다.

∨ **모세혈관에서 빠져나간 잉여 수분이 회수되지 못하고 있다.** ⇨ p.96

☐ 발뒤꿈치에 각질이 일어나고 균열이 있다.

∨ **신체 말단까지 산소와 영양소가 충분히 공급되지 못하면서 표피세포의 접착력과 보습력이 약해졌다.** ⇨ p.91

☐ 계단을 오르면 숨이 가빠진다.

∨ **폐의 가스교환에 필요한 모세혈관 감소하여, 과도한 가스 누출이 발생하고 호흡 기능이 저하되었다.** ⇨ p.62

☐ 금방 피로해지고 집중력이 떨어졌다.

∨ **근육이나 뇌 속 노폐물이 제대로 배출되지 못하고 축적되어 있다.** ⇨ p.48

☐ 예전에는 약간 저혈압이었는데, 최근 혈압이 높아졌다.

∨ **말초에 혈액이 정체되는 현상을 해결하고자 심장이 더 강하게 펌프질을 하면서 혈압이 상승했다.** ⇨ p.48

☐ 쉽게 잠들지 못하고, 중간에 깨는 등 잠을 깊게 못 잔다.

∨ **숙면을 유도하는 멜라토닌 원료를 장에서 흡수하는데, 장 속 혈관이 고스트화되어 멜라토닌 생산량이 줄어들었다.**
⇨ p.165

☐ 전보다 자주 감기에 걸린다.

∨ **조직에 산소를 공급하지 못하고 있습니다. 그 때문에 림 프구와 면역세포의 기능이 약해졌다.** ⇨ p.111

☐ 눈이 건조하고, 자주 피로하다.

∨ **모세혈관의 일종인 쉴렘관이 수분을 제대로 흡수하지 못 해 안압이 상승했다.** ⇨ p.70

☐ 이명이 들린다.

∨ **모세혈관에서 혈액 성분이 과도하게 누출되어 반고리관 주위가 부어있다.** ⇨ p.68

☐ 손·발이 차다.

∨ 심장에서 나온 따뜻한 혈액이 말초 조직까지 도달하지 못
하고 있다. ⇨ p.45

☐ 왠지 의욕이 없다.

∨ 고스트화된 혈관으로 인한 산소와 영양소 공급 부족이 뇌
세포 활성화 억제로 이어진 상태이다. ⇨ p.33, 71

☐ 운동 후 근육통이 오래간다.

∨ 젖산이 제대로 배출되지 못하고 근육에 축적되어 있다.
⇨ p.180

☐ 예전보다 주량이 약해졌다.

∨ 간세포 유지에 필요한 모세혈관이 감소하였고, 간 기능
저하로 이어졌다. ⇨ p.55

☐ 상처가 잘 아물지 않는다.

∨ 기존 모세혈관의 연장 및 신생 기능이 저하되어 상처가
치유되는 데 시간이 걸린다. ⇨ p.107

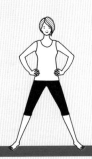

제1장

사람은
모세혈관과 함께 늙는다

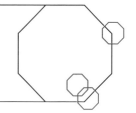

생명에 큰 영향을 미치는
모세혈관

'사람은 혈관과 함께 늙는다'

혈관이나 동맥경화 등을 다루는 건강서에 자주 인용되는 말입니다. 19세기에 의사로 활동한 윌리엄 오슬러 박사가 한 말로 의료 종사자들 사이에서는 명언으로 알려져 있습니다. 의학 교육에 열정을 바친 오슬러 박사는 현대 의학 발전에 큰 공헌을 한 인물입니다.

원문은 'A man is as old as his arteries'로, 여기서 arteries는 동맥을 의미합니다. 나이가 들어가면서 순환기 질환이나 동맥경화의 위험도 커지기 때문에 '인간의 노화=동맥의 노화'라고 정의한 것입니다.

21세기인 지금, 저는 'A man is as old as his capillaries'라고 제창하고자 합니다. capillaries는 모세혈관으로, '사람은 모세혈관과 함께 늙는다'라는 의미입니다.

과학 기술의 발전으로 첨단 검사 장비들이 발명되었고, 세계 곳곳에서 발표되는 논문들을 인터넷으로 바로 열람할 수 있게 되었습니다. 현대 의학은 계속 진보하며 발전을 거듭하고 있습니다.

기초 연구 분야에서도 다양한 실험이 가능해지면서 새로운 발견들이 탄생하고 있습니다. 혈관의 구조와 기능, 혈관과 내부 장기간의 관계 등 인체에 숨겨져 있던 비밀의 실타래들이 서서히 풀리고 있습니다. 그중 하나가 모세혈관입니다.

예전에는 동맥계가 혈관 연구의 주류였고, 모세혈관은 말단 조직으로 치부되었습니다. 심장을 중심으로 순환하는 순환기나 대동맥이 건강하게 움직이는 것이 무엇보다 중요하며, 말단 혈관은 그에 준하는 역할만 할 뿐이라고 여겼습니다. 또한, 체내에 37조 개나 존재하는 세포도 어디까지나 장기를 형성하는 작은 부품일 뿐이라고 생각했습니다.

그러나 현대 의학은 눈에 보이지 않는 미세한 세포와 모세혈관을 연구하기 시작했고, 각각의 미세한 구조와 뛰어난 기능에 대해 이해하게 되었습니다. 더 나아가 세포와 모세혈관으로 구성된 미시 세계에도 인간의 생명에 큰 영향을 미치는 중요한 상호작용이 있다는 사실을 발견하게 되었습니다.

제1장에서는 모세혈관에 초점을 맞춘 신체 지도를 소개합니다. 지금부터 여러분이 기존에 알고 있었던 인체 구조와 완전히 다른 차원의 세상이 펼쳐질 것입니다.

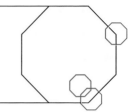

혈관은 온몸 구석구석까지 연결되어 있다

우리 몸은 무엇으로 이루어져 있을까요?

인간의 몸은 60%가 수분으로 이루어져 있습니다. 몸을 구성하는 조직과 세포들은 물속에 잠긴 상태라고 할 수 있습니다. 수분에는 산소와 영양소가 풍부하게 들어 있고, 이를 사용하여 조직과 세포가 살아있는 것입니다. 산소와 영양소를 온몸 구석구석까지 배달해주는 수송시스템이 '혈액 순환계'입니다.

온몸 구석구석까지 연결된 혈관이라는 도로를 통해

산소와 영양소가 운반되어

조직과 세포들이 살아 숨 쉴 수 있는 환경이 유지됩니다.

대동맥과 대정맥은 혈액을 흘려보내는 파이프 역할을 주로 하지만, 가장 얇은 모세혈관은 혈액을 흘려보낼 뿐만 아니라 생명 유지에 매우 중요한 기능을 담당하고 있습니다.

각 혈관의 기능과 임무에 대해 좀 더 자세히 살펴봅시다.

동맥, 정맥, 모세혈관은
각각 다른 임무를 수행하고 있다

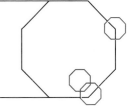

인간의 몸에는 체중의 8% 정도의 혈액이 흐르고 있다고 알려져 있습니다. 체중이 60kg인 사람의 몸에는 약 5L 정도의 혈액이 흐르고 있는 것이지요.

혈액의 45%는 혈구로 알려진 세포 성분이고, 나머지는 혈장이라는 액체 성분입니다. 세포 성분의 99%는 일명 '산소 운반자'라고 불리는 적혈구이고, 나머지 1%는 백혈구와 혈소판입니다.

백혈구는 호중구와 림프구 등이 포함된 세포 집단으로 면역 기능을 수행합니다. 혈류를 타고 온몸을 순찰하다가 이물질 침입을 감지하면 혈관 밖으로 나가 공격하거나, 세포에 정보를 전달함으로써 감염이나 세균으로부터 우리 몸을 지켜주는 존재입니다.

혈액 순환의 중심은 심장입니다. 심장의 펌프 작용에 의해 밀려 나간 혈액은 전신의 혈관을 돌고 다시 심장으로 돌아옵니다. 심장에서 혈액을 내보내는 혈관은 동맥, 전신에서 심장으로 혈액을 돌려보내는 혈관은 정맥입니다.

동맥

심장에서 나온 혈액은 먼저 대동맥으로 보내집니다.

대동맥은 벽이 매우 두껍고 단단하며 수축과 이완이 가능한 근성 동맥으로 혈압 조절 기능을 합니다. 대동맥에서 갈라져 나온 세동맥은 장기에 혈액을 전달합니다. 그리고 세동맥은 더 가는 혈관인 모세혈관과 연결됩니다.

동맥은 내막, 중막, 외막으로 이루어진 3층 구조이며, 직경이 1~30mm 정도지만 위치에 따라 차이가 있습니다.

심장에서 많은 양의 혈액을 높은 압력으로 내보내도, 파열되지 않으며, 이물질도 침투하지 하지 못하도록 견고하며 단력성이 있습니다.

동맥 내부에는 얇은 세포층인 '혈관내피세포'가 존재하는데, 세포에서 분비되는 일산화질소(NO)가 혈관을 유연하게 유지해 줍니다.

정맥

몸의 말초까지 퍼져있는 모세혈관은 세정맥으로 연결됩니다. 정맥은 림프구가 혈관 밖으로 나오는 문입니다. 혈관 밖으로 나온 림프구는 림프관을 통해 정맥으로 돌아갑니다(대정맥에서 심장까지). 혈액은 폐로 보내진 후 산소를 받아 다시 심장으로 돌아갑니다.

정맥은 동맥과 마찬가지로 3층 구조입니다. 혈관벽이 상당히 얇지만, 동맥과 마찬가지로 굵은 구조로 되어 있어 혈액을 저장할 수 있습니다. 또한 정맥 내부에는 중간중간 판막이 있어 혈액이 역류하지 않고 심장으로 돌아가도록 돕습니다.

정맥은 근육과 신체의 움직임에 따라 혈류가 달라집니다.

동맥에는 심장에서 펌핑된 혈액이 힘차게 흐르지만, 정맥 혈액은 조용하고 천천히 흐릅니다. 혈액의 흐름을 좌우하는 것은 근육입니다.

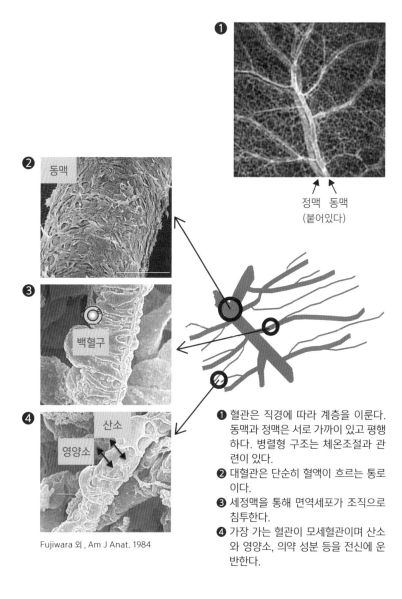

❷ 동맥

❸ 백혈구

❹ 산소
영양소

Fujiwara 외, Am J Anat, 1984

정맥 동맥
(붙어있다)

❶ 혈관은 직경에 따라 계층을 이룬다. 동맥과 정맥은 서로 가까이 있고 평행하다. 병렬형 구조는 체온조절과 관련이 있다.

❷ 대혈관은 단순히 혈액이 흐르는 통로이다.

❸ 세정맥을 통해 면역세포가 조직으로 침투한다.

❹ 가장 가는 혈관이 모세혈관이며 산소와 영양소, 의약 성분 등을 전신에 운반한다.

모세혈관

　모세혈관은 동맥과 정맥을 연결합니다. 지름이 머리카락의 약 1/10(약 1/100mm)정도이며, 육안으로는 볼 수 없습니다. 전체 혈관의 95~99%를 차지하는 모세혈관을 이으면 총 길이가 수천~수만km에 이른다고 합니다(여러 설이 있음).

　현미경으로 겨우 보이는 초미세 모세혈관은 장기나 근육 등에 결합한 형태입니다. 직선 혹은 방사형이나 거미줄 같은 형태로 온몸에 둘리쳐져 있습니다.

　모세혈관벽을 통과하여 조직에 들어간 산소가 확산하는 거리는 약 50μm(머리카락의 1/20)입니다. 다시 말해, 100μm당 1개 정도의 비율로 모세혈관이 있어야 산소가 몸 전체에 퍼질 수 있습니다.

　동맥과 정맥은 외부로부터의 침입 없이 혈액을 누출하지 않고 운반하는 임무를 수행하기 위해 매우 견고한 3층 구조로 설계되어 있습니다.

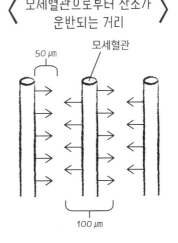

⟨ 모세혈관으로부터 산소가
운반되는 거리 ⟩

50 μm
모세혈관

100 μm

반면, 모세혈관은 혈관내피세포 한 층으로 이루어져 있습니다. 세포들은 서로 밀착되어 있고, 세포 간 연결 부위에 혈관주위세포pericyte가 마치 세포 사이의 빈틈을 막아 주듯 다리를 뻗어 둘러싸고 있습니다.

매우 약한 구조물로 느껴지지만, 이 연약함이야말로 모세혈관의 강점입니다.

모세혈관은 산소와 영양소(당이나 지질, 아미노산)를 각 세포에 적절히 운반하고, 여분의 혈액과 이산화탄소 및 노폐물을 빠짐없이 회수합니다. 이것이 모세혈관의 임무입니다.

모세혈관은 천천히 혈액을 운반하고,
혈관 틈새를 통해 미세한 양의 물질을 배출하거나 흡수합니다.
그러기 위해서는 적당한 틈새가 꼭 필요합니다.

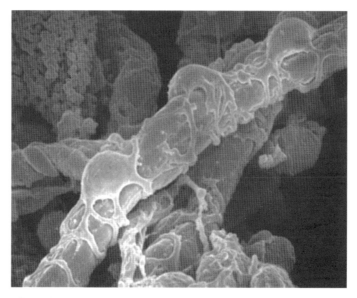

Fujiwara 외 Am J Anat. 1984

〈 모세혈관 단면도 〉

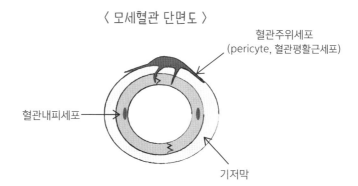

혈관주위세포
(pericyte, 혈관평활근세포)

혈관내피세포

기저막

혈관이 없는 동물

앞서 소개한 대로 인간의 혈액순환계는 매우 정교하고 효율적인 구조로 설계되어 있습니다.

고대 자연과학에서는 동물을 유혈동물과 무혈동물로 분류했습니다. 유혈동물이란 어류, 양서류, 파충류, 조류, 포유류 등이고, 무혈동물은 요각류, 곤충류, 갑각류, 연체류 등입니다.

현재는 척추동물과 무척추동물 두 종류로 분류합니다. 다시 말해, 동물은 등뼈나 척추를 가지도록 진화한 후에 체내에 혈관이 형성되었다는 의미입니다.

저는 혈관이 없는 무척추동물의 구조에 관심이 있어 멍게를 연구한 적이 있었습니다. 멍게는 무척삭동물이면서 분류학적으로 척추동물과 유연관세가 깊습니다. 초기 진화 관계를 보여주기 때문에 종종 생물학의 연구 대상이 됩니다. 심장, 생식기, 신경절과 소화기관은 있지만, 혈관은 없습니다. 장기와 장기 사이의 공간으로 체액이 흐르는 구조입니다.

멍게와 같은 무척추동물은 '확산' 작용을 통해 전신에 산소를 운반합니다.

모세혈관의 특별한 운반법

　모세혈관의 임무를 완수하기 위해서는 구조뿐만 아니라 미세함도 중요합니다. 모세혈관 내부 직경은 약 $5\mu m$ 정도입니다. 거기에 혈액 성분의 대부분을 차지하는 적혈구가 흘러들어옵니다. 적혈구는 지름이 약 $8\mu m$로 모세혈관 직경보다 큽니다. 양 끝이 오목한 원반 모양이고, 탄력성이 좋아서 양 끝을 휘어가며 모세혈관을 통과합니다.

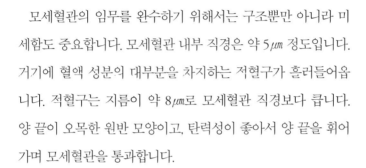

적혈구 표면이 모세혈관 내벽을 스치면서 이동하는 과정에서

적혈구의 산소와 혈장의 영양소가

혈관내피세포 틈새로부터 밀려 나와 외부 세포로 전달됩니다.

　모세혈관의 직경이 적혈구보다 크다고 가정해봅시다.
　적혈구가 모세혈관을 그냥 통과하게 되면, 외부 세포로 전달될 산소와 영양소의 양이 적을 수밖에 없습니다. 모세혈관이 적혈구보다 가늘기 때문에 효율적으로 침출시킬 수 있는 것입니다.

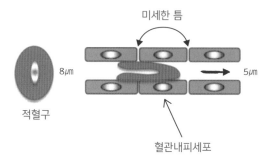

미세한 틈

8μm

5μm

적혈구

혈관내피세포

〈 모세혈관 〉

산소와 영양분

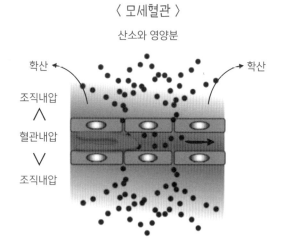

확산

확산

조직내압

∧

혈관내압

∨

조직내압

한 가지 더 중요한 것이 압력입니다.

모세혈관 내부 압력이 외부 압력보다 높기 때문에 높은 압력에서 낮은 압력으로 물질이 강하게 방출됩니다.

혈관내피세포와 세포 사이 공간에서 빠져나온 산소와 영양소는 외부 조직에 즉시 흡수됩니다. 이 과정은 '삼투압'과 '확산'이라는 매우 효율적인 시스템입니다.

조직의 이산화탄소와 노폐물을 회수하는 것도 모세혈관의 중요한 역할입니다.

그렇다면 모세혈관은 어떻게 노폐물인지, 아닌지를 구분할 수 있을까요?

모세혈관이 노폐물을 인식하는 메커니즘에 대하여 아직 확실하게 밝혀지지는 않았지만, 산화를 감지하는 능력이 있으리라 추정됩니다. 산화된 물질을 감지하여 혈관내피세포로 끌어당기는 것입니다.

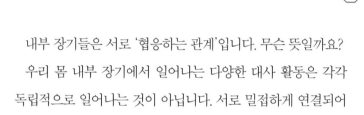

모세혈관은
호르몬 정보를 전달한다

내부 장기들은 서로 '협응하는 관계'입니다. 무슨 뜻일까요?

우리 몸 내부 장기에서 일어나는 다양한 대사 활동은 각각 독립적으로 일어나는 것이 아닙니다. 서로 밀접하게 연결되어 호응하며, 조화롭고 효율적으로 조절되고 있습니다.

현재, 뇌와 내부 장기 그리고 내부 장기들 간에 이루어지는 다양한 협응 패턴에 관한 연구가 진행되고 있습니다.

협응을 유도하는 정보를 전달하는 것은 사이토카인cytokine 과 호르몬(또는 호르몬 유사 물질)입니다.

우리 몸에 혈당이 높아지면 인슐린이 분비됩니다. 렙틴leptin 이 분비되면 식욕이 억제되고 포만감을 느끼게 됩니다. 인슐린과 렙틴은 널리 알려진 호르몬입니다.

인슐린은 췌장의 랑게르한스섬에 있는 베타세포(β-cell)에서 분비되며, 혈당을 조절하는 역할을 합니다. 렙틴은 지방세포에서 분비되며, 시상하부에 작용하여 식욕을 억제하는 역할을 합니다.

각 내부 장기와 조직에서 생성된 호르몬은 모세혈관으로 방출되어 혈관을 따라 이동합니다.

전신에 퍼져 있는 모세혈관은
호르몬 방출을 포착한 뒤, 삼투압과 확산의 원리를 이용하여
관련 장기나 조직에 스며들게 합니다.

더욱더 흥미로운 점은 췌장이나 간과 같은 일부 장기들은 독특한 방법으로 호르몬을 교환하고 있다는 사실입니다. 제2장에서 자세히 설명하겠지만, 장기에 밀착된 모세혈관이 구멍을 열어 호르몬을 직접 공급하기도 합니다. 따라서 해당 장기들의 기능이 정상적으로 유지되기 위해서는 모세혈관의 역할이 매우 중요할 수밖에 없습니다.

우리 몸을 에워싸고 있는 모세혈관은 정보를 정확하게 입수하여 필요한 장소에 효율적으로 전달합니다.

이것이 모세혈관 고유의 기능이라고 할 수 있습니다.

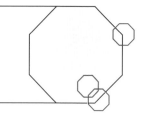

모세혈관은
면역 기능에 작용한다

혈액 성분 중 하나인 백혈구는 몸속에 세균이나 이물질이 침입했을 때 제거해 주는 면역 기능을 담당하고 있습니다. 백혈구는 혈액을 타고 전신을 순찰하면서 이물질이 감지되면 직접 공격하거나 동료들에게 정보를 전달합니다.

**모세혈관이 우리 몸 구석구석 빠짐없이 퍼져 있다는 것은
백혈구가 모든 세부 사항을 제어할 수 있음을 의미합니다.**

정맥과 모세혈관을 연결하는 세정맥의 관문에서 림프구와 같은 면역세포가 방출되어 이물질을 공격합니다. 또한, 모세혈관도 면역 관련 성분을 분비하여 면역 활동을 지원합니다.

인간의 면역 기능에는 혈관주위세포가 많이 붙어있는 모세혈관과 세정맥 특유의 메커니즘이 작용합니다. 이 메커니즘 때문에 백혈구와 함께 외부로 새어 나오는 혈액 성분을 최소화할 수 있습니다.

암이나 이물질, 세균이 침입한다

⇩

혈관내피세포가 반응하여 림프구에게 접착 인자를 분비한다

⇩

데굴데굴 굴러 이동한다

⇩

혈관내피세포와 혈관주위세포 사이의 미세한 공간을 찾아 숨는다

⇩

혈관주위세포 뒤에 숨어 있다가 이물질을 공격한다

⇩

혈관주위세포들 사이를 통과해 혈관 밖으로 내보낸다

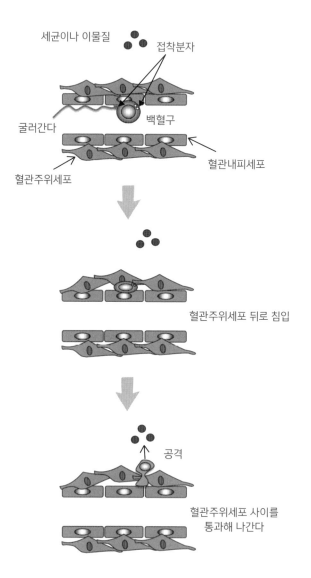

세균이나 이물질

접착분자

백혈구

굴러간다

혈관내피세포

혈관주위세포

혈관주위세포 뒤로 침입

공격

혈관주위세포 사이를
통과해 나간다

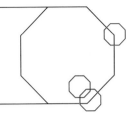

모세혈관은
체온 유지 기능을 한다

　인간의 체온은 외부 온도 차에 상관없이 항상 36℃ 정도를 유지합니다. 사실 이 자체는 매우 놀라운 일입니다. 우리가 정상 체온을 유지하는 것은 모세혈관이 치밀하게 역할을 다하고 있기 때문입니다. 심장에서 송출된 혈액은 내부 장기 속에서 데워집니다. 하지만 혈관을 통해 몸 구석구석 전달되는 과정에서 서서히 식게 됩니다.

혈액 온도를 일정하게 유지하려면
모세혈관 속 혈액이 원활하게 흘러야 합니다.

　이 과정을 자율신경이 조절합니다. 교감신경과 부교감신경은 외부 온도에 대응하기 위해 근육을 제어하여 혈액량을 조절합니다. 혈액 온도가 내려가지 않도록 체온을 유지하는 것이지요. 체온이 낮으면 지방 대사 촉진이 제대로 이루어지지 못하여 지방 연소 시간이 길어집니다. 결국 지방이 체내에 축적되면서 비만을 초래할 뿐만 아니라, 면역력도 약해집니다.

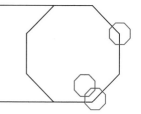

모세혈관이 고스트화되는 이유

전신 구석구석까지 골고루 뻗어있는 모세혈관은 동맥과 정맥을 연결할 뿐만 아니라, 실로 많은 일을 하고 있습니다.

모세혈관은 37조 개 세포 전체에 산소와 영양소를 운반하고 불필요한 물질과 이산화탄소를 회수합니다.
호르몬 정보를 전달하고 체온을 일정하게 유지합니다.

모세혈관도 시간이 흐름에 따라 변화합니다. 즉 노화하는 것이지요. 일반적으로 나이가 들어감에 따라 모세혈관의 혈관주위세포도 변성과 소멸을 겪고 기능도 저하됩니다. 노화로 인해 세포 분열 기능이 저하되어 새로운 세포로 재탄생(전환)하는 능력이 소실되기 때문입니다.

또한, 혈관내피세포들끼리 밀착시키고, 혈관주위세포와도 접착하도록 유도하는 단백질 안지오포이에틴-1 Angiopoietin-1 분비가 줄어듭니다. 그 결과 혈관주위세포의 내피혈관세포가 쉽게 이탈하고 모세혈관의 상태도 나빠집니다.

고혈당은 모세혈관의 노화를 가속합니다.

과잉 당질과 단백질이 결합하는 현상을 '당화'라고 합니다. 당화가 일어나면 체내에 'AGE(Advanced Glycation End Products= 최종당화산물)'가 생성됩니다. AGE는 노화를 유발하는 원인 중 하나입니다.

혈당 수치가 높아진다

⇩

AGE가 생성된다

⇩

모세혈관의 혈관내피세포 수용체가 AGE를 흡수한다

⇩

'활성산소'가 대량으로 발생한다

⇩

혈관주위세포가 손상된다

혈관주위세포가 사멸하면, 혈관내피세포들 사이의 틈이 비정상적으로 넓어지면서 혈액이 조직으로 과도하게 새어 나갑니다. 그러면 세포에 공급되어야 할 산소와 영양소가 부족해집니다. 게다가 이산화탄소와 노폐물이 제대로 회수되지 못하고 조직 내에 축적됩니다.

'혈액이 과도하게 새어 나온다'라는 말을 들으면 과다 출혈이 떠올라 무서운 느낌이 들 수도 있습니다. 하지만 이는 혈관이 파열되거나 망가졌다는 의미가 아닙니다.

혈관내피세포들이 산소와 영양소가 통과할 만큼의 틈만 남기고 서로 밀착해야 하는데, 혈관주위세포가 사멸하면서 세포 사이의 틈이 과도하게 벌어지는 바람에 혈액 성분인 혈장이 과잉 누출되는 상황을 밀합니다.

통증이 없기 때문에 전신에서 모세혈관의 고스트화가 진행되고 있어도 전혀 알아차리지 못합니다. 그래서 고스트 혈관이 골칫거리입니다.

앞서 나왔던 모세혈관 체크 리스트에 나온 증상을 보고 나서야 고스트 혈관을 처음으로 자각한 분들이 많을 것입니다. 지금이라도 모세혈관이 손상되지 않도록 조심합시다.

고혈압, 이상지질혈증 등에 의해서도 혈관은 손상을 입고 탄력성이 상실됩니다. 이것도 모세혈관의 노화입니다.

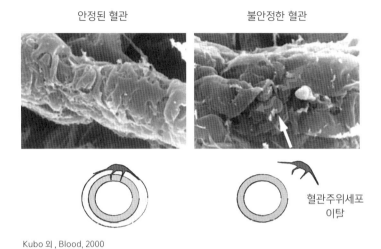

안정된 혈관 　　　　　 불안정한 혈관

혈관주위세포
이탈

Kubo 외 , Blood, 2000

모세혈관의 노화가 가속되면 혈관이 있어도
혈액이 제대로 흐르지 않는 고스트 혈관이 됩니다.

　최근 고스트 혈관이 암이나 치매, 골다공증 등의 질병과도 관
련 있으며, 생활습관병의 위험도 높인다는 연구 결과가 나왔습
니다.
　고스트 혈관은 질병에 걸릴 위험을 높일 뿐만 아니라, 질병
의 치유율도 낮춥니다. 혈액에 의해 운반되던 의약 성분이 적
재적소에 도달하지 못해 효력이 없어지기 때문입니다.

모세혈관 수 자체도 나이가 들면서 감소합니다. 피부를 예로 들면, 60~70대가 되면 20대보다 표피까지 도달하는 모세혈관의 수가 약 40% 감소한다는 보고도 있습니다[2].

구체적인 실천법을 제5장에서 소개하겠지만, 다행히도 모세혈관은 늘릴 수 있습니다.

나이가 들어감에 따라 모세혈관의 수가 줄어들더라도
생활습관으로 모세혈관 구조를 개선하고 늘릴 수 있습니다.

암치료에 활용되는
'안지오클라인 시그널(Angiocrine signal)'

모세혈관이 산소와 영양소를 전신에 운반하는 역할을 한다는 것을 앞서 설명해 드렸습니다. 그 외에도 모세혈관이 안지오클라인 시그널Angiocrine signal의 분비를 유도하여 내부 장기를 형성하고 유지하는데 필수적인 역할을 한다는 사실이 밝혀졌습니다.

안지오클라인 시그널은 혈관내피세포에서 분비되는 다양한 생리활성물질(인자)로써 모세혈관 주변 장기의 생존과 유지에 중요한 기능을 합니다.

<u>모세혈관은 안지오클라인 시그널을 조절하여</u>
<u>조직의 재생을 유도하고, 장기의 노화를 억제하는 역할을 합니다.</u>

안지오클라인 시그널을 활용하여 암세포가 존재하는 부위를 파괴함으로써 암을 치료하는 방법도 개발되고 있습니다.

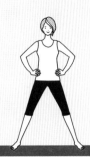

제2장

고스트 혈관과
질병

- 고스트 혈관은 전신에 악영향을 미친다
- 모세혈관 감소가 간경변의 원인이 된다
- 고스트 혈관 때문에 신장 기능이 저하된다
- 고스트 혈관이 당뇨병의 원인이다
- 고스트 혈관은 폐 질환과 밀접하다
- 과도한 모세혈관이 류머티즘 관절염을 악화시킨다
- 골다공증도 고스트 혈관이 원인이다
- 고스트 혈관 때문에 눈이 실명할 수도 있다
- 치매의 원인은 고스트 혈관이었다
- 아토피 피부염은 혈관병이다
- 만성 변비는 고스트 혈관 때문이다
- 혈관이 고스트화하면 항암제도 효과 없다

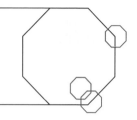

고스트 혈관은
전신에 악영향을 미친다

전신에 퍼져 있는 최대 장기인 모세혈관이 고스트화하면 그 영향력이 전신에 미칠 수밖에 없습니다. 노화로 인해 혈관이 고스트화하면 우리 몸에는 여러 가지 변화가 생깁니다. 예를 들어, 오래 걸으면 숨이 가빠지는 것은 혈관이 젊었을 때만큼 많은 양의 산소를 운반할 수 없기 때문입니다. 운동 후 피로함이 오래가는 것 역시 젖산이라는 노폐물이 바로 회수되지 않기 때문입니다.

이런 변화는 누구나 나이가 늘면 자연스럽게 일어나는 현상입니다.

'나이 탓이구나!'라며 웃어넘길지도 모르지만,

사실 노화로 인한 변화는 대부분 고스트 혈관이 원인이며,

더 심각해지면 질병으로 이어지게 됩니다.

지금부터 노화로 인해 발생하는 주요 질병과 고스트 혈관의 관계에 대해 알아봅시다.

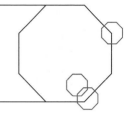

모세혈관 감소가
간경변의 원인이 된다

간은 약물이나 알코올 등을 흡수하고, 그 안에 포함된 물질을 분해·흡수하는 장기입니다. 간 기능이 저하하면 다른 장기에도 심각한 영향을 미치게 됩니다.

위장에서 흡수된 영양소는 문맥을 통해 간으로 보내집니다. 간은 분당 1.5L씩 쏟아져 들어오는 혈액 속 물질들을 대사하고, 저장합니다. 일설에 의하면 그 외에도 500개 이상의 기능을 하는 것으로 알려져 있습니다.

간은 우리 몸에서 유일하게 독성물질을 해독하는 기관입니다. 따라서 특별한 시스템을 갖추고 있습니다. 다른 장기와는 다르게 간 모세혈관과 간세포는 서로 밀착하여 다양한 기능을 직접 주고받습니다. 혈관내피세포의 틈새를 통해 간세포에 직접 영양소와 산소를 공급하고, 노폐물을 배출합니다.

인체에서 담당하고 있는 역할 때문에 독성 물질에 노출될 수밖에 없는 간의 혈관내피세포는 언제든지 사멸될 위험에 처해있습니다.

그래서 간문맥은 간세포와 직접 접촉하는 류동혈관의 혈관내피세포를 왕성하게 생산할 수 있도록 혈관내피 줄기세포를 넉넉히 보유하고 있습니다[3].

모세혈관은 안지오클라인 시그널 시스템을 통해
간 기능 유지에도 깊이 관여하고 있습니다.

간의 모세혈관 감소가 간 섬유화에 영향을 미친다는 것이 최근, 연구를 통해 증명되었습니다.

간 섬유화는 간에 손상이 반복되거나 장시간 지속되어 과도한 결합조직이 축적된 상태를 말합니다. 심해지면 간경변으로 이어질 수 있습니다. 간경변이 일단 진행되면 치료로 완치하기 매우 어렵습니다. 그래서 일부 병원들은 간경변 초기에 모세혈관을 늘려서 간 기능 저하를 막는 치료를 시행하기도 합니다.

고스트 혈관 때문에 신장 기능이 저하된다

인체 조직이나 세포는 수분에 담겨있는 상태입니다. 체액의 전해질 농도를 일정하게 유지하기 위해서는 체내 수분을 항상 조절해야 합니다. 수분을 배출하고 체액을 조정하는 역할을 하는 곳이 신장입니다.

신장은 우리가 바른 자세로 섰을 때 팔꿈치 높이 정도에 있으며, 두 개가 한 쌍을 이룹니다. 한 개에 무게가 150g 정도로 작은 기관입니다. 간과 마찬가지로 신장에도 많은 양의 혈액이 운반되는데, 이를 여과하는 신소체와 이를 잇는 세뇨관으로 구성되어 있습니다.

대동맥에서 분리된 신장 동맥은 미세하게 갈라져 신소체로 이어집니다. 신소체 내부에는 세동맥에서 갈라진 모세혈관이 다발로 똬리를 틀고 있는데, 이를 사구체라고 합니다. 사구체 모세혈관으로 혈액이 흐르는 동안 여과 작용이 일루어집니다. 여과된 액체는 보먼주머니로 들어가 세뇨관으로 이동합니다. 그 과정에서 99%는 흡수되고 나머지 1%는 소변으로 배출됩니다.

하루에 약 160L의 혈액을 여과하고, 약 1.5L의 소변을 배출하는 신장은 뛰어난 여과장치입니다. 모세혈관이 신장 안에 고밀도로 똬리를 틀고 있는 이유가 바로 여과 과정의 효율성을 높이기 위해서입니다.

만약, 혈액이 여과되지 않는다면 어떻게 될까요?

여과되지 않은 독성 물질을 품은 혈액이 전신을 흐르게 되고, 세포나 조직에 악영향을 미쳐 노화와 질병을 유발하게 됩니다. 가장 대표적인 신장 질환인 사구체신염은 사구체의 염증으로 인한 질환입니다. 단백뇨와 혈뇨가 나타나며, 어지러움, 부종, 고혈압 증상을 수반합니다. 식이요법과 약물치료를 병행하지만, 근본적인 치료법이라 하긴 어렵습니다.

만성 사구체신염의 원인 중 하나로 사구체의 고스트화를 들 수 있습니다. 사구체 혈관내피세포를 둘러싼 혈관주위세포가 고혈당에 의해 무너지면서 누출되지 말아야 할 단백질 등이 배출되는 것입니다. 체액의 항상성을 유지하는 사구체가 손상을 입으면 질병이나 노화가 시작되기 쉽다는 연구 보고도 있습니다.

<u>신장은 체내 모든 장기에 영향을 미칩니다.</u>
<u>바꿔 말하면 '노화의 중추'라고 할 수 있습니다.</u>

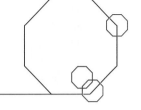

고스트 혈관이 당뇨병의 원인이다

대한당뇨병학회에서 발간한 〈Diabetes Fact Sheet in KOREA 2020〉에 따르면 우리나라 30세 이상 성인 7명 중 1명이 당뇨병 환자이며, 당뇨병과 공복혈당장애를 포함한 인구는 1,440만 명에 이른다고 합니다. 최근 7년 동안 지속해서 높은 유병률을 보이고 있어 이제 국민 질병이라고 해도 과언이 아닙니다.

당뇨병은 체내 혈당이 높은 상태로 지속하는 질병입니다. 소변으로 당이 나오는 것이 문제가 아니라, 고혈당이 되어 혈액 내 혈당 수치가 높은 상태로 지속하는 것이 문제입니다.

당뇨병은 혈액과 혈관 관련 질병입니다. 당뇨병이 심각한 이유는 합병증을 동반하기 때문입니다.

혈관 출혈로 누출된 단백질이나 지질 성분이 망막에 침착되어 시력 장애를 일으키는 '망막병증', 신장 사구체 기능이 나빠지는 '신증', 그리고 신경 섬유에 장애가 생기는 '신경병증', 이것이 당뇨병으로 인해 발병하는 3대 합병증입니다.

당뇨병은 동맥경화를 가속하기 때문에

심근 경색이나 뇌경색의 위험을 높이고,

치주질환이나 치매, 우울증으로 이어질 위험이 있습니다.

당뇨병 환자의 90%는 '2형 당뇨병'입니다.

2형 당뇨병은 초기에는 자각 증상이 전혀 없다가 서서히 증상이 나타납니다. 그 때문에 본인이 당뇨병 환자임을 알지 못하여 조기 발견이 늦어지는 경우가 많습니다. 당뇨병 배후에는 다양하고 심각한 질병이 도사리고 있어서 조기 치료가 중요합니다.

젊은 당뇨병 환자층이 점점 증가하는 추세이므로 젊을 때부터 당뇨병에 걸리지 않도록 생활 습관에 신경을 쓰도록 합시다. 특히 40세가 넘으면 당뇨병에 걸릴 위험이 커지므로 주의해야 합니다.

당뇨병은 모세혈관의 고스트화와 관련이 깊습니다.

우리가 음식물로 탄수화물(당질)을 섭취하면, 소화 과정에서 글루코스glucose라는 에너지로 전환되고, 혈액을 통해 전신의 세포에 흡수됩니다. 혈당 수치는 혈액 속의 포도당량을 의미하며, 인슐린이라는 호르몬에 의해 조절됩니다.

인슐린은 췌장의 랑케르한스섬에서 분비됩니다. 랑켈한스

섬은 3g도 안 되는 조직으로 췌장 혈류의 약 10%를 받고 있습니다. 인슐린의 분비가 즉시 이루어져야 고혈당을 방지할 수 있기 때문에 췌장 세포와 모세혈관의 혈관내피세포는 서로 밀착해 있습니다.

췌장 세포는 혈관내피세포의 구멍을 통해 지금 혈관에서 흐르는 혈액 성분을 직접 감지하고, 이상을 발견하면 곧바로 인슐린을 분비하여 높아진 혈당을 조절합니다.

당뇨병은 인슐린 분비가 억제되지 않거나 인슐린 효과가 저하되는 것이 원인입니다. 거기에는 췌장과 연결된 모세혈관이 미치는 영향이 큽니다. 모세혈관의 혈관내피세포를 활성화시켰더니 인슐린 저항성이 개선되고 수명도 연장되었다는 동물 실험 데이터도 있습니다[4].

결론적으로 노화로 모세혈관이 고스트화하면 당뇨병에 걸릴 위험도 함께 커진다고 할 수 있습니다.

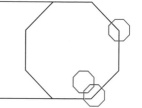

고스트 혈관은
폐 질환과 밀접하다

　코로 들어온 공기는 후두에서 기관, 기관지를 거쳐 폐로 보내집니다. 폐에서 공기 중의 산소와 혈액의 이산화탄소가 교환(가스교환)됩니다. 이 과정에서 활약하는 것이 폐 모세혈관입니다.

　폐에는 마치 스펀지처럼 공기가 들어오는 수많은 구멍이 있습니다. 이 구멍을 허파꽈리(폐포)라고 합니다. 한 개는 직경이 $200\,\mu m$ 정도에 불과하지만, 5억 개에 달하는 허파꽈리를 모두 펼치면 표면적이 최대 $100\,m^2$ 이상입니다.

　허파꽈리는 표면이 모세혈관으로 빽빽하게 덮여 있습니다. 거의 혈액에 잠긴 상태라고 해도 과언이 아닙니다. 허파꽈리와 모세혈관 사이에 놓인 얇은 벽을 통해 가스교환이 이루어집니다. 이때 산소가 모세혈관 속 적혈구에 포함되어 전신 세포로 전달됩니다.

　이산화탄소는 모세혈관을 통해 정맥과 심장을 거치고, 폐로 들어가 허파꽈리를 덮고 있는 모세혈관에 전달됩니다. 허파꽈리에 들어간 이산화탄소는 날숨을 통해 체외로 배출됩니다.

폐 모세혈관은 가스교환을 효율적으로 수행하기 위해 다른 장기와 달리 혈관주위세포가 매우 적고, 혈관내피세포와의 접착도 적은 상태입니다. 가뜩이나 양이 적은 혈관주위세포가 감소한다면 상당한 데미지가 발생할 수밖에 없습니다. 만약 계단을 오를 때 가슴이 답답하다면 주의해야 합니다.

허파꽈리를 덮고 있는 모세혈관이 고스트화하면

혈관내피세포에 이물질이 유입될 위험이 커지고

염증이 생기기 쉽습니다.

염증성 세포인 대식세포macrophage의 출동이 잦아지면, 소량의 바이러스나 세균에 대해서도 염증반응이 생깁니다.

최근 노화 관련 질환이라고 알려지게 된 '폐렴구균'도 허파꽈리 혈관의 고스트화가 원인 중 하나라고 추측됩니다. 폐와 모세혈관은 밀접한 관계이므로 ARDS(급성 호흡곤란증후군)를 비롯한 폐 질환 역시 고스트 혈관의 영향이 상당히 크다고 할 수 있습니다.

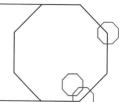

과도한 모세혈관이
류머티즘 관절염을 악화시킨다

　류머티즘 관절염은 주로 관절에 염증과 통증을 일으키는 만성 질환입니다. 진행되면 관절이 변형되어, 다른 사람의 도움 없이는 일상생활을 영위하기 힘든 신체 기능 장애로 이어집니다. 일종의 면역 기능 이상 질환으로 자신의 세포와 조직을 공격하고, 그로 인해 염증이 생기면서 관절 부종과 통증을 유발하는 것입니다.

　혈관신생으로 생성된 미성숙한 모세혈관이 면역 기능과 관련되어 있다는 사실이 밝혀졌습니다.[6] 처음에는 염증을 막기 위해 혈관신생이 일어납니다. 미성숙한 신생혈관은 혈관주위 세포와 혈관내피세포의 접착이 느슨하기 때문에 혈관에서 혈액 성분이 누출됩니다. 계속되는 혈관신생과 모세혈관 증가로 염증 반응도 계속됩니다.

　고스트 혈관을 복구하면 증상을 억제하고 개선할 수 있습니다. 혈관내피세포들의 접착과 혈관주위세포와 혈관내피세포의 접착이 강화하면서 염증 반응을 어느 정도 멈출 수 있기 때문입니다.

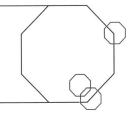

골다공증도
고스트 혈관이 원인이다

　뼈는 단단하고, 성장기를 거치고 나면 크기가 변하지 않기 때문에 변화가 거의 느껴지지 않습니다. 하지만 뼈도 엄연히 세포가 존재하는 조직입니다.

　섬유와 칼슘이 풍부하며, 신진대사를 반복합니다. 골수에서는 적혈구와 백혈구, 혈소판 등의 혈액 성분을 생성합니다. 또한 칼슘 저장고 역할도 하고 있습니다.

　지금까지 골다공증은 여성 호르몬 분비 저하 및 소장과 대장의 칼슘 흡수 저하가 원인이라고 알려져 왔습니다. 뼈의 끝부분에서 관절의 쿠션 역할을 하는 해면골이 나이가 들어감에 따라 무너지는 것을 골다공증의 초기 증상으로 여겨왔습니다.

　그러나 고스트 혈관도 골다공증의 원인이었다는 사실이 2014년도 논문을 통해 밝혀졌습니다[7].

해면골 주변에는 모세혈관이 많이 존재하고 있습니다.

그런데 모세혈관이 고스트화하면,

동맥에서 받은 영양소와 산소가 고르게 공급되지 않아
신진대사에 어려움을 겪게 됩니다.
그 결과 뼈가 재생되지 않고 점점 줄어들기만 하는
'골다공증'이 발병하게 됩니다.

모세혈관의 혈관내피세포에서 노긴noggin이라는 사이토카인cytokine이 골세포에 안지오클라인 시그널을 보냅니다. 그럼 골아세포가 새로운 뼈를 생성하는 기능을 수행합니다. 그런데 모세혈관이 고스트화하면 사이토카인이 도달하지 못하고, 뼈를 생성할 수 없게 됩니다.

물론, 비타민 D 부족 등 다른 요인도 있습니다. 하지만 고스트 혈관도 골다공증의 원인이라는 사실은 새로운 치료법과 신약의 등장을 기대해 볼 수 있는 커다란 발견이라고 할 수 있습니다.

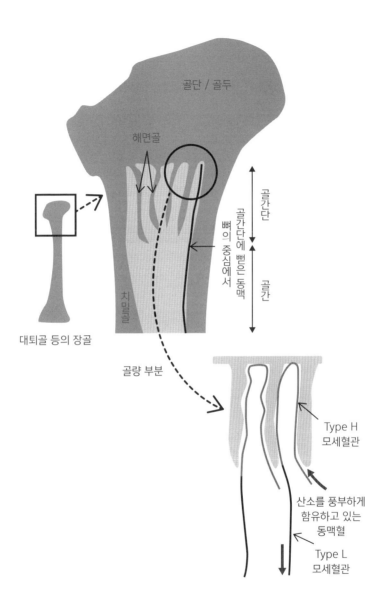

골단 / 골두

해면골

대퇴골 등의 장골

치밀골

골간단에 뻗은 동맥

뼈의 중심에서

골간단

골간

골량 부분

Type H
모세혈관

산소를 풍부하게
함유하고 있는
동맥혈

Type L
모세혈관

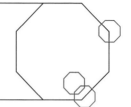

고스트 혈관 때문에
눈이 실명할 수도 있다

모세혈관은 눈, 코, 귀, 입 등의 감각기관에도 산소와 영양소를 공급합니다. 따라서 모세혈관의 고스트화는 감각기관의 노화와 질병으로 이어질 수 있습니다. 특히 눈은 모세혈관과 밀접한 관계가 있습니다.

'눈이 피로하다, 건조하다, 가까운 것이 잘 안 보인다'

40대가 넘어가면서 눈 상태가 예전 같지 않다고 느끼는 사람이 많습니다. 이른바 '노안'이 시작되는 것도 이 시기입니다.

노화로 인해 수정체가 탁해지는 백내장과 시각 장애가 일어나는 녹내장 질환도 발생할 수 있습니다. 그 외에 망막정맥폐쇄증과 당뇨병 망막증도 주의해야 합니다. 노인성 황반변성질환도 노화로 인한 안저 변화가 원인입니다. 서양에서는 성인 실명 원인 질환 1위를 차지하고 있으며, 우리나라와 일본에서도 최근 환자가 증가하는 추세입니다.

눈을 카메라에 비유하자면 망막은 필름과 같은 역할을 하는 조직입니다. 외부에서 들어온 빛은 동공, 수정체(=렌즈), 눈 중

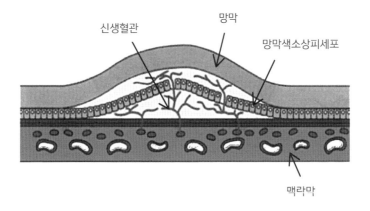

신생혈관 망막 망막색소상피세포 맥락막

앙에 있는 유리체를 통과해 망막에 부딪힘으로써 빛을 감지할 수 있습니다. 빛이 망막에서 전기 신호로 변환되어 뇌로 전달됨으로써 상이 맺힙니다(즉, 보인다).

황반은 망막의 중심에서 빛을 받아들이는 역할을 합니다. 황반의 기능이 저하하면 망막에 이상이 없어도 시력이 나빠집니다. 망막 아래 망막색소상피가 있고 그 아래에는 맥락막이라는 조직이 있습니다. 이 부분에 모세혈관이 존재합니다.

노인성 황반변성질환은 망막색소상피 아래에 노폐물이 축적하면서 황반부에 장애가 발생하는 질병입니다. 크게 위축형과 삼출형, 두 종류로 나뉩니다.

위축형은 망막색소상피가 서서히 위축하면서 망막에 장애

가 발생합니다.

삼출형은 망막색소상피 아래나 망막 사이에 새로운 모세혈관이 생성(맥락막 혈관신생)되면서 망막에 장애가 발생합니다. 원래는 망막색소상피의 염증을 막으려고 생성된 혈관이지만, 노화된 모세혈관은 혈관주위세포가 부족하기 때문에 신생혈관에서 혈액 성분이 누출되거나 혈관이 파열되고 결국 망막을 스스로 손상하게 됩니다.

최근, 논문을 통해 녹내장과 모세혈관과의 관련성이 보고된 바 있습니다.

안구 속 체액이 노폐물과 함께 제대로 흘러가기만 하면 문제가 없습니다.

안구 주변에는 모세혈관 혹은 림프관이라고도 할 수 있는 쉴렘관Schlemm's canal이라는 혈관이 존재합니다. 쉴렘관 기능이 저하(고스트화)되면 수분을 회수할 수 없게 되고, 녹내장과 안구 피로 증상이 심해집니다[8].

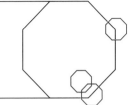

치매의 원인은
고스트 혈관이었다

　노화 관련 질환 중 가장 두려운 질병은 치매가 아닐까 싶습니다. 자기 의지는 물론이고 기억을 잃고, 기본적인 사고도 할 수 없게 됩니다. 병이 진행되면 일상생활에 필요한 최소한의 일조차도 불가능해집니다.

　치매 중 가장 많은 질병은 알츠하이머병입니다. 알츠하이머병은 한때 뇌에 베타 아밀로이드라는 단백질이 축적되는 것이 원인이라고 알려져 있었습니다. 그러나 최근에 알츠하이머병의 원인 중 하나가 고스트 혈관임이 밝혀졌습니다[9].

　인간의 장기 중에서도 뇌는 특별한 조직입니다.

　신경계의 중추이며, 감정과 생각, 생명 유지 등 수많은 신경 활동의 중심 역할을 합니다. 그러므로 다른 장기처럼 자유롭게 접근할 수 있는 구조가 아닙니다.

　뇌는 BBB(Blood-Brain Barrier 혈액뇌관문)의 보호를 받고 있습니다. BBB는 뇌에 필요한 물질을 혈액에서 선별하여 공급하고, 뇌에서 생산된 불필요한 물질을 혈액 속으로 배출합니다.

구조가 복잡하여 직접 흡수되는 것은 지질이 유일합니다. 그 외 다른 물질에 대해서는 운반체와 수용체가 연합하여 뇌에 전달되는 과정을 제어합니다.

BBB의 실체는 뇌 조직의 모세혈관입니다.

뇌실 주변기관을 제외하고는 혈관내피세포들끼리 조밀하게 결합하도록 유지되고 있습니다. 그런데, 모세혈관이 고스트화하여 혈관내피세포의 기능이 저하하면 혈관주위세포가 손실되고, 혈관내피세포에서 혈액 성분이 쉽게 누출됩니다. 최근 밝혀진 바에 따르면,

BBB를 형성하는 모세혈관의 고스트화가
알츠하이머병 유발에 큰 영향을 미친다고 합니다.

과거에 악역으로 알려졌던 베타 아밀로이드는 뇌세포에 필요한 물질입니다. 어느 정도 분비되지 않으면 혈관 장애가 일어날 수 있습니다. 그러나 혈관이 고스트화하면 베타 아밀로이드의 회수 및 배출이 정체되고, 뇌에 베타 아밀로이드가 과도하게 축적됩니다.

알츠하이머병의 원인은

타우(Tau) 단백질이 비정상적으로 인산화하여 축적됨으로써

시냅스에 장애를 일으키는 것입니다.

그 결과, 시냅스의 연동이 나빠지고, 신경 전달이 억제되어

뇌 기능이 저하됩니다.

베타 아밀로이드가 축적되고 10여 년이 지나야 타우 단백질에 의한 신경 독성화가 시작되므로, 베타 아밀로이드의 축적을 질병 발생 기준으로 보긴 어렵습니다.

따라서, 베타 아밀로이드의 축적이 시작된 시점부터 뇌의 모세혈관을 활성화하는 약물을 투여하면 치매를 예방하거나, 진행을 늦출 수 있을 것입니다.

현재 많은 치매 전문 연구진들은 이 접근법을 통해 치매 예방 치료제를 개발하고 있습니다. 치료제가 널리 활용되는 날이 온다면 고령자의 미래가 크게 바뀔지도 모릅니다.

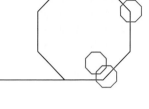

아토피 피부염은 혈관병이다

    심한 가려움증에 시달리게 하는 아토피성 피부염은 만성 피부질환입니다. 주로 영유아기에 많이 발생하지만, 점점 성인 환자층도 증가하는 추세입니다. 알레르기성 질환이 자주 발생하거나, 피부 장벽 기능이 약한 사람에게 나타나는 피부 염증을 동반합니다.

    알레르기가 발병하는 원리는 다음과 같습니다.

꽃가루나 진드기에서 유래한 단백질 등의
알레르겐(알레르기의 원인 물질)에 접촉한다

⇩

체내 비만세포mast cell가 반응한다

⇩

비만세포가 히스타민 등의 생리 활성 물질을 방출한다

⇩

염증이 발생한다

사실, 아토피성 피부염에도 모세혈관이 관련되어 있습니다.

아토피성 피부염 환자는 체내에

비정상적인 모세혈관이 증가하고 있다는 것이 밝혀졌습니다[5].

혈관신생으로 인해 새롭게 생성된 모세혈관은 미성숙하기 때문에 혈액 성분이 쉽게 누출됩니다. 그럼 염증성 세포인 대식세포가 활성화하고, 비만 세포의 반응으로 히스타민이 방출되기 쉬워집니다. 이에 지각세포가 항상 자극되어 비정상적인 가려움증이 유발됩니다. 히스타민은 혈관의 누출도 유도하기 때문에 염증 상태가 만성화되어 버립니다.

기존에는 아토피성 피부염의 원인으로 피부 장벽 기능 장애와 면역 조절 기능 장애 등 여러 가설이 대두되어 왔습니다. 그러나 모세혈관과의 관계가 밝혀지면서 앞으로는 새로운 치료법을 기대해 볼 수 있게 되었습니다.

만성 변비는
고스트 혈관 때문이다

소장은 음식물을 소화하고 영양소를 흡수하는 역할을 담당합니다. 그만큼 중요한 기능을 하고 있기에 소화기관 중 길이가 가장 깁니다. 소장의 모세혈관은 가능한 많은 양의 영양소를 흡수하기 위해 그물망처럼 밀집된 구조로 되어 있습니다.

장내 모세혈관이 고스트화하면 혈액 성분이 쉽게 누출되고, 장 전체 점막이 부풀어 오르면서 연동 운동도 약해집니다. 영양소 흡수가 제대로 이루어지지 않아 영양 장애를 일으킬 수도 있습니다. 충분히 영양기 있는 식사를 섭취하고 있는데도 효과를 느낄 수 없다면, 장 속 혈관의 고스트화가 진행되고 있을 가능성이 있습니다. 장이 연동운동을 제대로 하지 않으면 변비에 걸릴 위험이 커집니다.

변비 자체는 심각한 질병이 아니지만,
만성화하면 장내 세균 상태에 이상이 생기고
심하면 암이나 간 질환이 발생할 수도 있습니다.
절대 과소평가하면 안 됩니다.

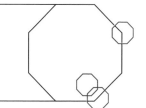

혈관이 고스트화하면
항암제도 효과 없다

'시작하며'에서도 언급했듯이, 현재 제가 연구하고 있는 주제 중 하나가 '암'입니다. 암세포가 발생하고 증식하는 시스템을 연구하던 중에 암과 고스트 혈관과의 관계를 발견할 수 있었습니다.

암은 정상 세포에서 발생한 비정상 세포(암세포)가 증식하여 장기와 조직의 기능이 저하하는 질병입니다. DNA의 암호 복제가 정상적으로 수행되지 않거나, 암호가 잘못 사용되면 유전자가 손상되고 암세포가 발생합니다. DNA 변이가 증가하면 악성도 높은 세포가 증식하고 주변에 퍼지게 됩니다.

정상 세포는 산소와 영양소를 사용하며, 내부에 존재하는 미토콘드리아가 에너지를 생산합니다.

암세포는 주변에 산소가 부족하더라도
미토콘드리아의 기능을 거치지 않고 에너지를 생산합니다.
즉, 저산소 상태에서도 암 증식을 계속합니다.

암세포의 특징은 없애기 어렵다는 것입니다. 정상 세포처럼 신진대사를 하는 것이 아니라 증가한 부분만큼 종양 조직이 커집니다.

암 조직 주변 모세혈관은 고스트 혈관과 같은 모양새입니다.

정상적인 모세혈관은 혈관내피세포에 혈관주위세포가 일정한 간격으로 접착되어 있습니다. 그런데 암 조직 모세혈관은 혈관주위세포가 어느 정도 있긴 하지만, 대부분 혈관내피세포와 접착되어 있지 않습니다.

미성숙한 혈관들이 늘어나면서 제대로 연결되지 못하고 점점 덩어리로 뭉쳐집니다. 그 결과 산소와 약물을 원활하게 운반하는 기능을 수행할 수 없게 됩니다. 아무리 효과적인 항암제를 투여해도 미성숙한 혈관에서 약물이 새어 나오고 혈관 안팎의 압력을 이용한 확산이 어렵습니다. 따라서 항암 효과가 있는 약물이라도 암 조직에 깊숙이 흡수되기를 기대할 수가 없게 됩니다.

암세포가 증식하는 조직은 저산소 상태입니다.
방사선 치료는 산소가 필요하므로 치료 효과를 보기 어렵습니다.
암 조직은 표준 치료법의 효과를 기대할 수 없는 환경입니다.

<u>그 환경이 바로 '미성숙한 모세혈관'입니다.</u>

고스트 혈관을 정상적인 혈관으로 되돌려야 항암제가 암세포에도 전파될 수 있습니다[10]. 그럼 조직이 산소가 풍부한 상태로 개선되고, 방사선 치료 효과도 높일 수 있습니다.

우선, 고스트 혈관을 정상화하는 치료를 한 뒤, 면역 체크포인트 억제제(immune checkpoint inhibitor) 등을 투여하면 신체에 부담이 적은 면역 요법으로 암을 치료할 수 있게 됩니다.

암세포를 증식하는 '암 줄기세포'

　신경계를 포함한 다양한 조직에서 줄기세포가 혈관 주변에 존재한다는 것이 밝혀졌습니다. 혈관이 제공하는 조직의 적절한 공간이 조직　줄기세포의 유지와 증식에 중요하다는 점 역시 밝혀졌습니다.

　우리는 암세포 중에서도 줄기세포 성질을 가진 '암 줄기세포'가 혈관 근처에 존재하며, 혈관이 제공하는 환경을 틈새로 활용해 증식한다는 사실을 밝혀냈습니다.

　암 조직 혈관은 암 특유의 섬유아세포가 근접하여 불완전한 구조와 네트워크를 형성하는 등 정상 혈관과는 다른 특징을 가지고 있습니다. 그렇기 때문에 항암제나 면역세포의 접근이 억제되는 것으로 보입니다.

　이러한 상황을 정상화할 수 있다면, 혈관이 제공하는 암 줄기세포 틈새를 파괴하고, 암의 원천인 암 줄기세포를 몰아내는 것이 가능해진다고 생각합니다.

우리는 혈관 형성 분자의 원리를 해석하였고, 그 지식을 바탕으로 암을 근본적으로 고칠 수 있는 치료법을 개발하기 위해 연구를 계속하고 있습니다.

이를테면, 암 조직의 저산소 상황을 개선하는 것입니다.

암 혈관은 모두 미성숙하여 조직에 산소를 충분히 전달하지 못합니다. 저산소화로 염색체의 불안정이 유도되고, 암세포는 저산소 상황에서도 살아남을 수 있는 유전자형을 획득합니다. 특히 산소가 없어도 살 수 있는 '혐기성 해당계'를 사용할 수 있게 됩니다. 이는 암세포가 암 줄기세포로 형질 전환되는 것으로 이어집니다.

암세포를 없애기 위해 온 면역세포는 정상 세포이므로 혐기성 해당계를 사용하지 않습니다. 하지만 산소가 부족하면 에너지가 떨어지고, 암세포에 대한 공격력도 낮아집니다.

암 혈관을 정상화하면 저산소 환경이 개선되고
암 줄기세포 발생을 억제할 수 있습니다.
또한 면역세포의 공격력이 회복되고 종양 면역이 개선됩니다.

우리 실험실은 이러한 원리를 근간으로 종양 혈관을 제어하는 연구를 진행하고 있습니다.

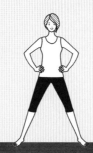

제3장

고스트 혈관과
노화

- 체내 37조 개의 세포에서 '노화'라는 이벤트가 일어난다
- 모세혈관이 적으면 나이 들어 보인다
- 모세혈관이 건강해야 고운 피부를 유지할 수 있다
- 모세혈관의 감소가 탈모의 원인이다
- 모세혈관이 손상되면서 갱년기가 시작된다

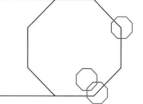

체내 37조 개의 세포에서 '노화'라는 이벤트가 일어난다

'인간은 왜 늙을까?'이 보편적인 물음에 현대 의학은 두 가지 대답을 내놓고 있습니다.

하나는 '<u>세포의 노화</u>'입니다.

우리 몸을 구성하고 있는 세포는 약 37조 개인데, 그 하나하나에서 노화라는 이벤트가 일어나고 있습니다. 유전자를 저장하는 염색체 말단 부분에는 '텔로미어telomere'라는 특별한 구조의 DNA가 있습니다. DNA는 이중 나선 구조지만, 말단 부분이 노출되어 있어 효소에 의해 분해됩니다. 그래서 텔로미어라는 구조를 통해 보호하고 있습니다.

세포가 분열을 반복할 때마다 텔로미어는 점점 짧아집니다. 텔로미어가 없어지면 체세포 분열이 한계에 도달한 것입니다. 텔로미어를 대략 50~60회 정도 사용하면 세포 분열할 수 없어지고, 세포 내 미토콘드리아 같은 기관의 상태가 나빠지면서 사멸합니다.

세포가 죽음을 맞이하는 것이지요.

인간의 몸속에는 세포 분열로 손실된 텔로미어를 복구하는 텔로머레이스relomerase라는 효소도 존재합니다. 다량의 텔로머레이스가 분비되면 텔로미어가 줄어들지 않습니다. 정리하면 텔로머레이스 작용이 안티에이징 효과를 가져온다고 할 수 있습니다.

다른 하나는 '<u>내부 장기의 노화</u>'입니다.

나이가 들면서 축적된 노화 세포는 저산소·저영양 상태로 이어지고 결국 장기 전체가 노화합니다. 이는 모세혈관과도 관련 있는 현상입니다. 전신에 산소와 영양소를 전달하는 모세혈관의 기능이 약해지면, 장기나 조직의 기능 저하로 이어집니다. 이 과정을 이른바 '질병'으로 이해해도 무방합니다.

기능 저하 현상은 몸 전체에서 대부분 동시다발적으로 발생합니다. 따라서 혈관이 노화에 미치는 영향은 매우 크다고 할 수 있습니다.

<u>노화를 촉진하는 원인으로는 '산화'와 '당화'가 있습니다.</u>

산화

우리 몸에는 적당한 활성산소가 필요합니다. 활성산소는 체내에 침입한 세균과 바이러스에 대응하여 '반응 → 결합 → 제거'하는 역할을 합니다. 하지만 과도한 활성 산소는 노화와 질병을 촉진하는 문제를 일으킵니다.

활성산소가 체내에 과도하게 발생하면 온몸이 산화합니다.
즉, '몸이 녹슨 상태'가 되는 것입니다.

이에 대응하여 우리 몸은 SODSuperoxide Dismutase라는 항산화 효소를 분비하여 과잉 활성산소를 제거합니다. 그러나 나이가 들수록 SOD의 생산량은 점점 줄어듭니다.

여러 활성산소 중 가장 악성은 히드록실 라디칼hydroxyl radical 입니다. 인간의 체내 지질, 특히 인지질에 영향을 미쳐 과산화지질을 생성합니다.
이것은 노화와 암 등의 질병으로 이어질 수 있습니다.

활성산소의 원인은 이미 우리 일상에 널리 퍼져있습니다.
대기오염, 강한 자외선, 흡연, 음주, 화학 물질, 식품첨가물,
과도한 스트레스와 무리한 운동은 활성산소를 발생시킵니다.

모세혈관, 특히 혈관주위세포는 활성산소에 매우 취약하여 손상을 입기 쉽습니다. 이는 결국 모세혈관의 고스트화를 초래합니다.

당화

당화란 식사로 섭취한 여분의 포도당이 체내 단백질과 결합하여 세포를 훼손히는 것을 말합니다.

혈관에 고혈당 혈액이 운반되면 혈관 조직이 약해지고 염증이 발생하기 쉬워집니다. 특히, 신장의 사구체에 상처가 나면 신장 기능이 저하하고 체액 여과 장치에도 문제가 발생합니다. 그 결과 여과되지 않은 단백질이 소변에 섞여 '단백뇨'가 됩니다.

당화는 '몸이 탄 상태'라고 생각하면 됩니다.

모세혈관의 혈관주위세포가 AGE(최종당화산물)에 의해 손상되고, 사멸하면서 모세혈관이 고스트화됩니다.

AGE는 한 번 축적되면 수십 년 동안 분해되지 않고 서서히 전신에 노화를 가속하므로 주의해야 합니다.

여러분들은 고혈당이라고 하면 대부분 당뇨병을 떠올리실 것입니다. 당뇨병이 없으면 괜찮다고 생각하실 수도 있지만, 그렇지 않습니다.

당뇨병이 없는 사람도 무심코 반복하는 습관 때문에 위험에 놓일 수 있습니다. 달콤한 음료를 한 번에 들이키면 '일과성 고혈당' 현상이 발생하는데, 이는 혈관을 훼손하고 노화를 촉진합니다.

일과성 고혈당은 젊은 세대에서도 흔히 볼 수 있는 증상입니다. 술을 한 번에 들이키는 일명 '원 샷' 습관도 노화 질환을 염두에 두고 그만두어야 합니다.

당뇨병 환자가 아니더라도 과식이나 과음으로 인한
'혈당 스파이크(혈딩의 변동이 심한 것)'는
혈압과 혈관 상태에 나쁜 영향을 미칩니다.

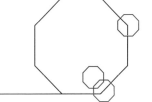

모세혈관이 적으면
나이 들어 보인다

'사람은 모세혈관과 함께 늙는다'라는 말은 혈관 나이와 외모 나이가 서로 비례한다는 의미일까요? 안티에이징 측면에서도 많은 관심을 끌고 있는 주제입니다.

대형 화장품 기업과 함께 피부와 모세혈관의 관련성에 관한 공동 연구를 진행한 적이 있었습니다. 그 결과 현미경으로 관찰한 피부 상태(기미, 주름)가 모세혈관(고스트 혈관) 상태와 거의 비례하는 사례들을 실제로 많이 접했습니다.

안티에이징·예방 의료센터에서 '외모 나이와 혈관 나이의 관계'를 조사한 사례가 있습니다.

평소 노인 환자들을 많이 접하는 대학병원 노인 질환 전문 병동 간호사 20명에게 273명(평균나이 67세, 여성 60%)의 사진 데이터를 보여주고, 외모 나이를 추정하도록 했습니다. 그리고 간호사들이 추정한 외모 나이와 경동맥 초음파 검사 결과의 관련성을 검토하였습니다.

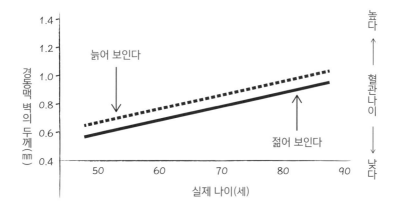

경동맥 벽의 두께(동맥경화의 진행도)와 외모 나이의 상관성을 살펴보면,
혈관 연령 고령화와 외모 나이가 비례 관계임을 알 수 있다.

(에히메 국립대학교 의학부 부속 병원 '노화 방지·예방 의료 센터'_이가세 미치야 센터장 제공)

외모와 혈관 나이의 관계를 검토한 결과,

'외모 나이가 많아(늙어)' 보이는 사람은

'외모 나이가 적어(젊어)' 보이는 사람과 비교하여

혈관 나이가 여성은 평균 5세, 남성은 8세가량 많았습니다.

이 외에도 '모세혈관의 양과 외모 나이의 일치' 등 외모와 혈
관의 관련성을 증명하는 연구 논문이 다수 발표되었습니다[11].

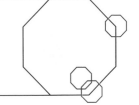

모세혈관이 건강해야
고운 피부를 유지할 수 있다

　피부 상태는 외모 나이를 결정짓는 핵심 요인 중 하나입니다. 그래서인지 젊음을 유지하고 싶은 사람들은 특히 피부 관리에 신경을 많이 씁니다. 아름다움과 젊음을 모두 얻으려면 피부가 건강해야 한다는 것을 이미 본능적으로 아는 것인지도 모르겠습니다.

　실제로 인체 조직 중 외부 스트레스에 가장 많이 노출되는 부위가 피부입니다. 신장 170㎝, 체중 60㎏인 성인을 기준으로 표면적을 계산하면, 약 1.7㎡, 대략 0.5평 정도가 피부입니다(Dubois 계산식으로 산출).

　얼굴, 목, 팔과 같이 외부로 드러내는 피부는 상당한 양의 자외선에 노출됩니다. 자외선은 우리 몸에 필요한 활성화 비타민D를 생산해 주지만, 과도하게 노출되면 활성산소를 발생시킵니다.

　우리가 자외선을 차단하기 위해 노력하는 것은 표면적으로는 아름다움과 젊음을 추구하는 것이겠지만, 잠재적으로는 생존 본능도 함께 작용하기 때문이라고 생각합니다.

피부는 표피, 진피, 피하조직이 계층을 이루고 있는 구조입니다. 가장 바깥쪽에 위치한 표피는 각질층, 과립층, 유극층, 기저층으로 나뉘고, 기저층에서 새로운 세포가 만들어집니다.

죽은 세포는 표피 상층으로 밀려 올라가다가, 최상부에 있는 각질층에 도달하면 피부에서 떨어져 나갑니다. 이렇게 오래된 세포가 새로운 세포로 대체되는 것을 턴 오버turn over라고 합니다.

피부 모세혈관은 진피에만 존재합니다.
모세혈관을 통해 공급되는 산소와 영양소는
진피에서 바로 표피로 보내집니다.
거리가 멀어질수록 세포가 죽을 확률이 높아지기 때문에
피부가 잘 벗겨지고 턴 오버가 신속하게 이루어집니다.

만약 표피까지 모세혈관이 닿아 있다면, 피부가 벗겨지지 않고 두꺼워져 가기 때문에 노화가 촉진됩니다. 모세혈관이 닿지 않는 구조라서 고운 피부를 유지할 수 있는 것입니다.

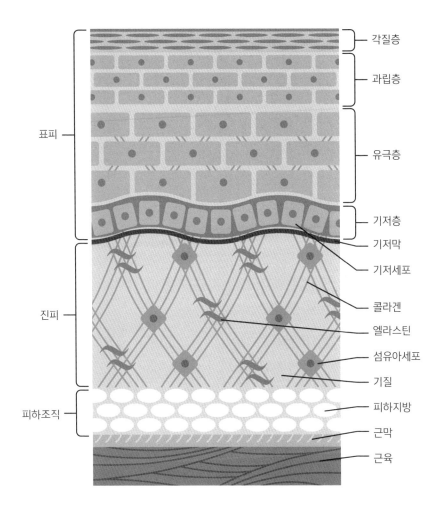

각질층

과립층

유극층

기저층

기저막

기저세포

콜라겐

엘라스틴

섬유아세포

기질

피하지방

근막

근육

표피

진피

피하조직

피부는 '표피, 진피, 피하 조직' 3층 구조이다.
모세혈관은 진피와 피하 조직 사이에 있기 때문에
영양이 닿기 힘든 표피 부분은 세포 사멸이 일어나기
쉽고 턴오버가 진행된다.

기미와 잡티

표피의 각질층은 피부의 큰 적인 자외선을 반사하거나 흡수해 체내로 침입하지 못하도록 합니다.

그럼에도 침입에 성공한 자외선은 활성산소를 생성하고, 활성산소는 피부 세포를 공격합니다. 이에 피부의 멜라노사이트 melanocyte가 대항하는데, 이때 멜라닌이라는 색소 성분이 생성됩니다. 멜라닌은 피부 신진대사 과정에서 배출된 후, 대식세포에 의해 제거됩니다.

모세혈관이 고스트화하면 혈관에서 누출되기 쉬워진 노폐물을 회수하기 위해 대식세포가 출동합니다.

자외선을 받으면

대식세포와 함께 멜라노사이트가 활성회하고,

그 결과 멜라닌이 증가합니다.

대식세포는 노폐물을 처리하기에도 바쁜 나머지 멜라닌까지 먹어 치울 수 없게 됩니다. 그렇게 처리되지 못한 멜라닌이 피부 표면에 기미로 나타나는 것입니다.

주름

주름은 나이를 가장 잘 느끼게 하는 노화 현상이지요. 안티에이징이라는 말을 들으면 주름 개선을 가장 많이 떠올리실 것입니다.

하지만 나이가 많다고 누구나 주름이 늘어나는 것은 아닙니다. 어떤 분들은 나이에 비해 주름이 거의 없는 피부를 유지하기도 하지요. 여기에도 세포와 혈관의 비밀이 있습니다.

진피 부분에는 섬유아세포가 있습니다. 콜라겐과 엘라스틴 단백질은 섬유아세포로부터 생성됩니다. 피부에 활력과 탄력을 주는 콜라겐은 2~6년에 걸쳐 신진대사가 이루어집니다.

노화로 모세혈관이 고스트화하면 혈액 성분이 다량으로 누출되고 혈관이 소멸하기도 합니다. 주름이 생기는 이유는 바로 이 때문입니다.

진피 모세혈관이 고스트화하면 영양소가 부족해집니다.
그 결과, 섬유아세포가 손상되어 콜라겐이 만들어지지 않습니다.
이것이 주름이 생기는 원리입니다.

피부 처짐, 부종

콜라겐과 함께 피부 탄력 유지에 중요한 성분이 엘라스틴입니다. 콜라겐은 강도를 담당하고 있어 늘어나거나 줄어들지 않지만, 엘라스틴은 탄력 있고 유연한 탄성 섬유입니다. 콜라겐은 강도, 엘라스틴은 탄력을 담당한다고 볼 수 있습니다.

<u>모세혈관 고스트화로 산소와 영양소가 제대로 공급되지 못하면,</u>
<u>콜라겐과 엘라스틴의 대사가 느려지고 양도 감소합니다.</u>
<u>그 결과, 피부 처짐을 초래합니다.</u>

진피에 있는 건강한 모세혈관에서 유출된 수분과 노폐물은 림프관을 통해 정맥에서 동맥으로, 그리고 신장을 거쳐 체외로 배출됩니다. 하지만 혈관이 고스트화하면 과잉 누출이 발생하여 림프관이 다 받아내지 못하게 됩니다. 회수되지 못한 수분과 노폐물이 조직 내에 축적되고, 이는 피부 처짐과 부종으로 이어집니다.

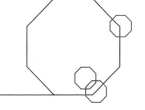

모세혈관의 감소가
탈모의 원인이다

모발은 피부와 마찬가지로 사람의 외모 나이를 결정하는 기준이 됩니다. 그러나 나이가 들면서 모발 수가 줄어들거나, 굵기가 가늘어지는 탈모가 일어납니다.

탈모의 원인으로 호르몬 균형 악화나 스트레스 등 다양한 이론들이 제기되고 있습니다. 여기에 한 가지 더, 고스트 혈관도 탈모의 원인이 될 수 있습니다.

〈 모낭 조직도 〉

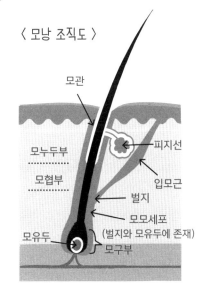

모낭은 모발 뿌리인 모근을 감싸고 있는 주머니 형태의 조직입니다.

이 모낭 주위를 모세혈관이 나선형으로 둘러싸서 산소와 영양소를 공급합니다. 그래서 모발이 건강한 상태를 유지할 수 있는 것입니다.

모유두를 감싸고 있는 모구부에는 모모세포가 존재합니다. 모모세포는 모세혈관으로부터 영양소를 흡수하고, 신진대사를 반복하여 모발을 형성합니다.

모낭 옆의 벌지bulge 부분에 피부를 만들어 내는 피부 줄기세포가 있습니다. 이 부분을 모세혈관이 나선형으로 감싸 적당한 공간을 만들어 주고 있습니다. 줄기세포는 이 구역에서 보호를 받으며 미분화된 상태를 유지합니다. 여기에, 안지오클린 시그널이 작동하여 줄기세포를 유지하는 단백질을 분비하고 있다고 추측됩니다. 비유하자면, 모낭의 알이 될 세포를 이곳에 저장해두는 것입니다.

모낭은 피부 줄기세포로부터 만들어지기 때문에 세포가 증가하지 않으면 유지될 수 없습니다. 많은 모세혈관으로부터 대량의 산소와 영양소를 공급받아야 굵은 모발을 만들 수 있습니다.

모세혈관이 고스트화하면
모낭 육성에 필요한 산소와 영양소를 공급받지 못하고,
줄기세포를 유지할 수 없습니다.
결국 모낭은 점차 시들어가고
모발이 가늘어지거나 빠지는 탈모가 발생합니다.

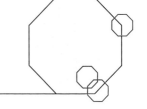

모세혈관이 손상되면서
갱년기가 시작된다

　개인차가 있지만, 여성은 50세 전후로 폐경을 맞이하게 됩니다. 대개 45~55세, 약 10년간이 갱년기로 알려져 있습니다.

　갱년기가 되면 여성 호르몬인 에스트로겐의 분비가 급격히 감소하고, 호르몬 균형이 무너지면서 몸과 마음에 각종 문제가 발생합니다.

　피로, 어깨 결림, 요통, 두근거림, 호흡 곤란, 발한, 냉증, 건망증, 우울, 집중력 저하, 불면증, 짜증, 현기증, 이명 등이 나타나며 사람마다 증상도 제각각입니다. 이는 이른바 '폐경기 증후군menopausal disorders'으로 본인은 다양한 자각 증상을 호소하지만, 검사를 해봐도 원인 질환이 없는 경우가 대부분이며 근본적인 치료법 역시 확립되지 않았습니다.

　원인은 난소에 에스트로겐의 분비를 지령해 오던 시상하부가
갑자기 에스트로겐을 분비할 수 없게 되니,
공황 상태에 빠지면서 전보다 몇 배 이상의 명령을 내리게 되고,
이로 인해 비정상적인 발한과 현기증 등의 증상이 생깁니다.

본래 시상하부의 역할이었던 소화 기능, 자율신경, 체온 등도 공황 상태에 빠진 시상하부로 인해 제대로 조절되지 못합니다.

에스트로겐은 혈관을 유지하는 호르몬으로도 알려져 있습니다. 시험관에서 배양된 인간의 혈관내피세포에 에스트로겐을 주입하였더니 세포 사멸이 억제되었다는 실험 결과가 보고된 바 있습니다.

월경 기간에 벗겨진 자궁 내막이 떨어져 나가면, 몸은 단번에 혈관을 퇴축시키려고 합니다. 그럼 다른 기관의 혈관도 영향을 받을 수 있습니다. 이를 방지하기 위해 조직 혈관 세포 사멸을 막는 에스트로겐이 분비됩니다.

따라서 정상적인 성인 여성의 체내에는 높은 수치의 에스트로겐이 유지됩니다. 하지만 갱년기가 되어 에스트로겐 분비가 단번에 멈추면 전신의 혈관들도 타격을 받게 됩니다.

갱년기 증상이 많이 발생하는 경우는
전신의 혈관들이 갑자기 손상을 입으면서
노화가 가속되기 때문입니다.

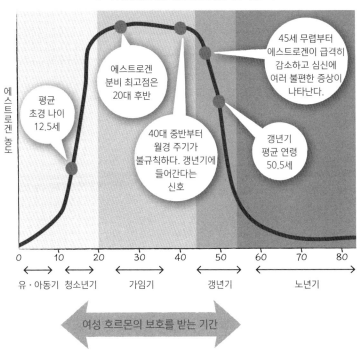

〈 여성의 생애 주기와
여성호르몬(에스트로겐) 분비량 〉

에스트로겐 농도

평균
초경 나이
12.5세

에스트로겐
분비 최고점은
20대 후반

40대 중반부터
월경 주기가
불규칙하다. 갱년기에
들어간다는
신호

45세 무렵부터
에스트로겐이 급격히
감소하고 심신에
여러 불편한 증상이
나타난다.

갱년기
평균 연령
50.5세

0   10   20   30   40   50   60   70   80

유·아동기 청소년기   가임기   갱년기   노년기

여성 호르몬의 보호를 받는 기간

· 월경 불순   · 성 감염증   · 갱년기 장애   · 대사증후군
· 월경통   · 불임증 등의 문제   · 우울증   · 골다공증
· 난소기능 저하   · 자궁내막증   · 자궁암   · 동맥경화증
· PMS(월경전 증후군) · 자궁근종   · 난소암
                 · 난소종양
                 · 자궁경부암
                 · 유방암

혈관을 유지하는 호르몬인 에스트로겐은 20대 후반에 가장 왕성하게 분비되고,
45세 무렵부터는 급속히 감소한다.

모세혈관이 살아나는 '혈관신생' 메커니즘

혈관은 전신에 산소, 영양소, 면역세포 등 다양한 물질을 운반하는 중요 기관입니다. 혈관의 구조와 네트워크는 신체 조직 및 기관을 정상적으로 유지하기 위해 엄격하게 제어됩니다. 이런 과정들이 어떻게 진행되는지, 혈관 형성의 전모를 밝히기 위해 혈관신생이 일어나는 원리와 구조에 초점을 맞추어 연구를 계속하고 있습니다.

모세혈관의 혈관내피세포에도 줄기세포가 있습니다. 노화로 인해 줄기세포 수가 감소하면 혈관을 만드는 예비 능력이 조금씩 떨어집니다. 그런 연유로 모세혈관이 감소하는 것인지 현재 연구를 진행 중입니다.

조직이 손상되거나 염증이 생기면 염증세포들이 몰려오고, 혈관신생을 유도하는 인자(VEGF)가 분비됩니다. 그러면 Tip 세포(①)가 출현합니다.

모세혈관이 보낸 신호에 반응하여 Tip 세포(①)가 복구가 필요한 장소로 이동합니다. 그 뒤에서 Stalk(줄기) 세포(②)가 발현되어 늘어납니다.

이어 혈관주위세포 접착을 유도하는 Phalanx 세포(③)가 등장하고, 혈관주위세포가 접착하면 성숙한 혈관이 완성됩니다. 이렇게 혈관신생이 종료됩니다.

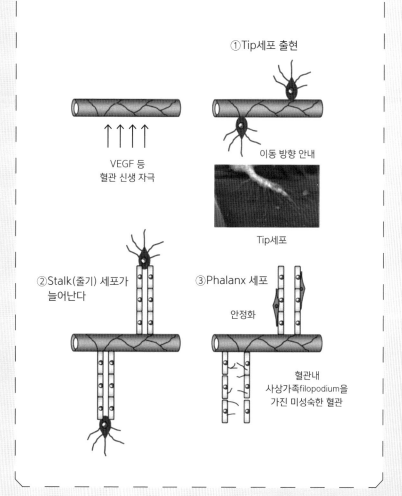

①Tip세포 출현

이동 방향 안내

Tip세포

VEGF 등
혈관 신생 자극

②Stalk(줄기) 세포가
늘어난다

③Phalanx 세포

안정화

혈관내
사상가족filopodium을
가진 미성숙한 혈관

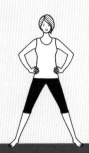

제4장

모세혈관과 함께 젊어진다

- 나이에 상관없이 모세혈관은 개선할 수 있다
- 혈류가 좋아지면 모세혈관의 고스트화를 예방할 수 있다
- 면역력을 높이면 모세혈관을 유지할 수 있다
- 모세혈관도 자율신경의 영향을 받는다
- 림프관은 모세혈관의 지원군이다

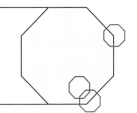

나이에 상관없이
모세혈관은 개선할 수 있다

　나이가 들면 모세혈관의 혈관주위세포가 변성, 사멸하며 혈관내피세포의 기능도 저하합니다. 또한, 세포 접착 촉진 분자 타이투(Tie2)를 활성화는 안지오포이에틴-1의 분비가 감소합니다. 그럼 혈관내피세포들 사이, 내피세포와 혈관주위세포 사이의 공간이 넓어지고, 과도한 혈액이 누출됩니다.

　이는 37조 개의 세포에 산소와 영양소를 전달하고, 이산화탄소와 노폐물을 회수해야 하는 모세혈관이 본래의 역할을 제대로 수행하지 못한다는 것을 의미합니다. 그 결과, 세포와 조직의 기능이 쇠퇴하고 노화가 가속되며, 질병이 발생합니다.

　모세혈관의 변화를 막을 방법은 없을까요?

　다행히도 모세혈관을 늘릴 수 있습니다.

　상처는 시간이 지나면 저절로 치유됩니다. 겉으로는 약간의 출혈 후에 혈소판이 굳으면서 상처가 다 나은 것처럼 보이지만, 사실 그 안에는 복잡한 메커니즘이 있습니다.

　출혈이 멈추면, 호중구와 대식세포 같은 염증 세포가 모여들어 손상된 조직을 재생합니다. 그 후 섬유아세포가 장소(세포외기질texracellular matrix)를 확보하기 위해 이동하며, 혈관신생이 일어납니다. 바로 이때, 모세혈관이 늘어나는 것입니다.

상처를 치유해야 하는 응급 상황이 되면
모세혈관은 매우 빠른 속도로 확장됩니다.

이를 증명한 실험 결과가 있습니다. 쥐 실험 결과, 상처가 나면 24시간 안에 모세혈관이 $400\,\mu m$까지 확장하는 것을 볼 수 있었습니다. 모세혈관의 평소 지름은 $10{\sim}20\,\mu m$로 정상세포도 겨우 지나갈 정도입니다. 그런데 응급상황이 되면 상당한 확장력을 갖추게 되는 것입니다.

상처나 염증으로 모세혈관이 손상되면, 그에 대응하는 염증 반응으로 VEGF(혈관내피성장인자Vascular Endothelial Growth Factor)가 분비됩니다. VEGF는 기존 혈관이 새로운 혈관을 만들도록 유도합니다. 그 과정에서 세포 분열이 시작되고 새로운 모세혈관이 만들어집니다.

혈관신생은 모세혈관의 뛰어난 기능 중 하나입니다.

그러나 암이나 과잉 활성산소 환경에서는 혈관내피세포와 혈관주위세포가 접착되지 않는 미성숙한 모세혈관이 만들어지고, 결국 질병의 원인이 될 수 있습니다.

노화로 인해 모세혈관 수가 감소하는 것은 어쩔 수 없지만,
생활습관으로 모세혈관이 악화했다면, 회복할 가능성이 있습니다. 바로 '혈관을 늘리는 것'입니다.

혈관을 늘리려면 고스트화된 모세혈관에 다량의 혈액이 전달되어야 합니다. 다량의 혈액이 흐르기 위해서는 양질의 혈액이 유연한 혈관으로 원활하게 이동해야 하지요.

즉, 혈액의 질을 높이고, 혈관을 유연하게 하면 혈류가 증가합니다. 그럼 온몸 구석구석에 다량의 혈액이 원활하게 흘러, 산소와 영양소가 충분히 공급되고, 모세혈관이 회복됩니다. 혈관내피세포 간 접착이 촉진되고, 과도한 혈액 누출이 억제되며 혈관이 튼튼해집니다.

또한 안지오포이에틴-1의 분비가 부족하여 혈관내피세포와 혈관주위세포의 접착력이 약해진 경우, 대체 성분으로 혈관내피세포의 타이투(Tie2)를 활성화 할 수 있습니다.

혈액 질을 향상하고, 혈관을 유연하게 하여 혈류를 개선하고, 타이투(Tie2)를 활성화하는 음식물을 섭취합니다.

그럼 고스트화된 모세혈관을 개선하고 늘릴 수 있으며, 고스트 혈관을 예방하는 데도 효과적입니다.

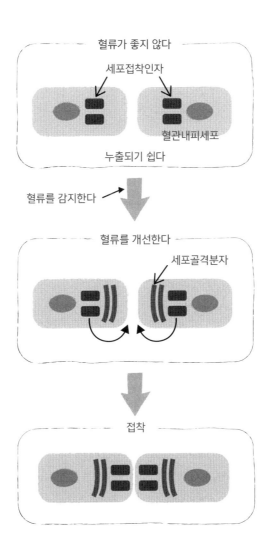

혈류가 좋지 않다

세포접착인자

혈관내피세포

누출되기 쉽다

혈류를 감지한다

혈류를 개선한다

세포골격분자

접착

혈류가 좋아지면
모세혈관의 고스트화를 예방할 수 있다

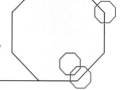

고스트 혈관을 개선하려면 혈류를 개선해야 합니다.

시험관에서 혈류 없이 혈관내피세포를 배양하면 세포끼리의 접착력이 느슨해집니다. 그러나 혈류를 만들어 주면, 혈관내피세포들이 즉시 혈류를 따라 정렬하기 시작하고, 곧바로 깔끔하게 결합합니다.

이는 혈관내피세포 안에는 혈류를 인식하는 수용체가 있어서 혈액이 흐르면 세포에 신호가 전달되고, 세포를 접착하는 인자가 활성화하기 때문입니다.

즉, 혈관내피세포들이 필요한 공간을 제외하고 서로 접착하면 혈액의 혈장 성분이 과도하게 누출되지 않고, 혈관의 고스트화를 막을 수 있는 것입니다.

혈류를 좋게 하는 것은
고스트 혈관의 예방과 개선에 필수 조건이라고 할 수 있습니다.

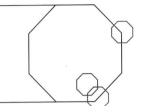

면역력을 높이면 모세혈관을 유지할 수 있다

우리 몸에는 '면역계'라는 시스템이 있습니다. 면역계는 외부 세계의 박테리아와 바이러스가 체내에 침투하지 못하도록 방어하는 역할을 합니다.

혈액 성분인 백혈구는 혈관을 타고 흐르면서 몸 전체를 순찰합니다. 면역 작용을 하는 것은 백혈구 속의 림프구입니다.

림프구는 외부의 적과 싸우는 T세포(T림프구)와 외부의 적을 공격하기 위해 항체를 만드는 B세포(B림프구), 두 종류가 있습니다.

T세포에는 외부의 적을 공격하고 세포 매개 면역에 관여하는 킬러 T세포, 그리고 대식세포와 수상세포의 정보를 바탕으로 림프구에 명령을 내리는 헬퍼 T세포가 있습니다.

헬퍼 T세포는 혈관뿐 아니라 혈관 주변에서도 활동하는 것으로 밝혀졌습니다. 2017년 「Nature」에 발표된 논문[12]에 따르면, 헬퍼T세포가 없으면 모세혈관이 미성숙하다고 합니다.

자연면역계 단핵구monocyte인 대식세포 계열은 항체를 생산하기 위해 정보를 수집합니다. 외부의 적을 잡아먹고 T세포를 통해 그 정보를 B세포로 전달합니다.

대식세포계는 조직을 구축하는 역할을 하므로, 혈관을 만드는 데도 필수적인 존재입니다.

이러한 사실을 종합하면 다음의 결론에 이르게 됩니다.

면역세포는 모세혈관의 구성과 유지에 깊이 관여하고 있습니다.
면역력을 높이면 모세혈관을 유지하는 데 도움이 됩니다.

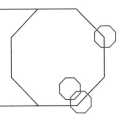

모세혈관도
자율신경의 영향을 받는다

　우리 몸 전체를 둘러싸고 있는 말초신경은 체신경과 자율신경으로 나뉩니다. 운동 기능과 관련된 체신경은 우리 의지로 제어할 수 있지만, 자율신경은 그렇지 않습니다.

　자율신경은 내장기관과 내분비선, 그리고 혈관을 움직이는 신경을 말합니다. 자율신경은 교감신경과 부교감신경으로 나뉘는데 체내 상황이나 외부 자극에 따라 브레이크와 엑셀의 역할을 합니다.

　모세혈관 역시 자율신경의 영향을 받습니다. 모세혈관과 상류 세동맥의 경계에 위치한 '전모세혈관 괄약근precapillary sphincter'은 교감신경이 상승하면 수축합니다.

교감신경이 우세해지면 모세혈관으로 가는 혈류가 줄어들고,
신체 중심부에 혈액이 집중됩니다.
그럼 말초 모세혈관으로 흐르는 혈액이 줄어들고,
산소 운반이 원활하지 못하게 됩니다.

우리가 스트레스를 많이 받았을 때, 얼굴이 창백해지고, 몸이 차가워지는 이유가 이 때문입니다.

부교감신경이 우세해지면 전모세혈관 괄약근이 느슨해지고 말초 모세혈관까지 혈액이 흐르기 시작합니다.

과도한 스트레스와 긴장이 계속되면 교감신경이 항상 우위에 있게 됩니다. 그럼 말초 모세혈관까지 혈액이 도달하지 못하므로 산소와 영양소가 충분히 공급되지 않습니다. 이 상태가 계속되면 모세혈관의 고스트화가 가속화됩니다.

혈액이 말초 모세혈관까지 순환하기 위해서는 부교감신경이 적당히 활성화해야 합니다. 이러한 이유로, 평소에 스트레스를 누적하지 말고 긴장을 완화하여 자율신경의 균형을 맞추는 것이 매우 중요합니다.

<〈 교감신경 활동 항진 〉

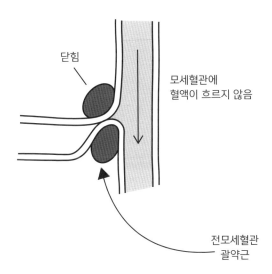

닫힘

모세혈관에
혈액이 흐르지 않음

전모세혈관
괄약근

〈 교감신경 활동 저하 〉

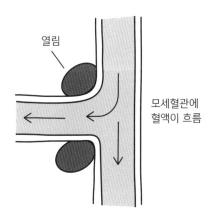

열림

모세혈관에
혈액이 흐름

림프관은 모세혈관의 지원군이다

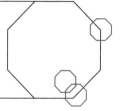

모세혈관은 몸속 수분의 대부분을 회수하여 배출하는 역할을 합니다. 초과 수분에 대해서는 림프관이 역할을 대신합니다. 또한. 림프관은 모세혈관이 회수하지 못하는 지질을 회수하여 배출합니다. 이렇게 림프관은 모세혈관을 든든하게 지원해주는 기관입니다.

림프관은 정맥과 유사한 구조로 정수압(흐름이 멈추어 있는 물속에서 생기는 압력)이 없습니다. 심장의 펌프 기능을 이용히여 체액이 한 방향(심장 쪽)으로 흘러가는 구조입니다. 따라서 림프관 곳곳에는 체액의 역류를 방지하는 판막이 존재합니다. 하지만 우리가 나이가 들어가면서 림프관의 판막 기능이 점차 저하합니다.

나이가 들수록 더 잘 붓는 이유는
림프관의 판막 기능 저하로 지질이 다량 함유된 체액이 역류하고,
종아리 등에 축적되기 때문입니다.

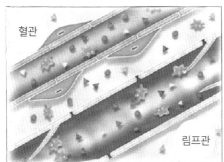

림프관도 모세혈관처럼 전신에 퍼져 있다.
모세혈관에서 누출된 여분의 수분과 지질은 림프관에서 회수한다.
모세혈관에서도 노폐물과 수분을 회수하지만, 모세혈관의 고스트화와 노화로 인해 림프관 기능까지 약해지면 많은 양의 노폐물과 수분이 체내에 축적된다.

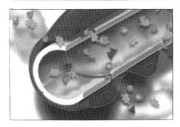

혈관에서 영양소 등이 누출된다.

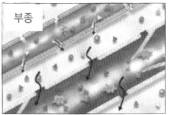

림프관으로 노폐물·수분이 회수되지 않고 체내에 축적된다.

제공 : 桜映画社

림프관은 모세혈관의 지원군입니다. 림프관의 기능이 쇠퇴하면 모세혈관이 혹사당하게 됩니다. 일상에서 의식적으로 림프 마사지와 운동을 병행하여 림프액이 잘 흐르도록 해야 합니다.

뇌는 상처를 기억하여 복구한다

우리 몸에 자가 치유 능력이 있다는 사실은 이미 오래전부터 알려져 왔습니다. 최근 이 자가 치유 능력에 뇌의 기억이 관련되어 있음이 밝혀졌습니다[13].

피부에 상처가 나면 모세혈관과 림프관이 나서서 혈관신생을 일으킵니다. 상처가 치유되면 모세혈관과 림프관은 자연스럽게 물러납니다.

시간이 지나고, 같은 부위에 또다시 상처가 나면, 전보다 더 빠른 속도로 림프관과 모세혈관이 출동합니다. 이는 뇌가 이전에 완료한 '상처 치유' 과정을 잊지 않고 있기 때문입니다. 뇌가 이전에 치유했던 기억을 통해 '빨리 치유하라!'라는 호르몬을 분비하는 것입니다.

보통은 VEGF라는 성장인자가 혈관신생에 사용됩니다. 그러나 기억을 통해 치유하는 경우에는 VEGF가 전혀 관여하지 않습니다. 뇌에서 분비되는 호르몬이 직접 말초 조직에 지침을 내리기 때문입니다.

뇌는 상처 치유 과정을 일종의 순서도 세트로 기억합니다.

같은 상황이 발생하면, 즉시 이전에 기억해 둔 세트를 사용합니다. 위치나 조건 등이 약간 다른 증상이어도 유사한 기억 세트 실행을 명령하여 맞춤형으로 치유합니다.

'자가 치유 능력'이라는 과정은 뇌의 기억으로 이루어지는 작업을 뜻하는 것일지도 모릅니다. 뇌는 기억력을 활용하여 병에 걸리기 전의 세포나 조직으로 복원하고 정상으로 되돌리는 작업, 즉, 자가 치유를 하는 것입니다.

뇌의 기억으로부터 지령을 내리는 것은 뇌하수체입니다. 여기에는 호르몬이 크게 관여하고 있습니다. 호르몬 균형을 유지하면, 뇌하수체도 제대로 역할을 다하여 뇌의 기억에 의한 상처 치유가 가능합니다.

반면, 호르몬 균형이 무너지면 상처가 제대로 치유될 수 없습니다. 노화에 의한 호르몬 불균형은 질병에 걸리기 쉬운 신체 환경이 될 수 있다는 의미가 됩니다.

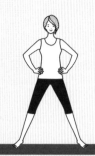

제5장

고스트 혈관을 만들지 않는
33가지 실천법

- 혈액의 질을 개선한다
- '먹는 방법'도 중요하다
- 혈관을 유연하게 만든다
- 자율신경의 균형을 유지한다
- 혈류량을 증가시킨다
- 하체를 단련하여 혈류량을 늘린다
- 혈관을 자극한다
- 양질의 수면으로 혈관을 복원한다
- 타이투(Tie2)를 활성화한다

혈관력을 높이는 간단한 실천법을 생활습관으로!

모세혈관은 40대가 지나면서 감소하게 됩니다. 하지만 굽어지고 뭉친 혈관을 늘리면 고스트 혈관에서 정상 혈관으로 부활시킬 수 있습니다. 제5장에서는 구체적인 실천법을 소개하고자 합니다.

혈관의 고스트화를 방지하려면 기본적으로 혈관력을 키워야 합니다. 혈관력을 향상하기 위해, 다음의 9가지를 목표로 실천해 봅시다.

Ⅰ. 혈액의 질을 개선한다

Ⅱ. '먹는 방법'도 중요하다

Ⅲ. 혈관을 유연하게 한다

Ⅳ. 자율신경의 균형을 유지한다

Ⅴ. 혈류량을 증가시킨다

Ⅵ. 하체를 단련하여 혈류량을 늘린다

Ⅶ. 혈관을 자극한다

Ⅷ. 양질의 수면으로 혈관을 복원한다

Ⅸ. 타이투(Tie2)를 활성화한다

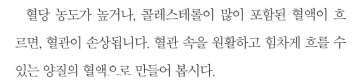

목표 I
혈액의 질을 개선한다

혈당 농도가 높거나, 콜레스테롤이 많이 포함된 혈액이 흐르면, 혈관이 손상됩니다. 혈관 속을 원활하고 힘차게 흐를 수 있는 양질의 혈액으로 만들어 봅시다.

'You are what you eat(인간은 먹은 것들로 이루어져 있다)=매일 먹는 음식이 그 사람의 건강 상태를 결정한다'라는 말처럼 첫 번째 목표는 식단을 개선하는 것입니다.

요즘 건강에 관한 관심이 높아지면서 '○○에 좋은 음식 재료', '○○가 되는 음식' 등의 정보가 넘쳐나고 특정 음식 재료가 주목을 받곤 합니다. 하지만 의약품과 다르게 식품은 영양 효과와 효능을 과학적으로 파악하기가 쉽지 않습니다. 인간은 하나의 음식 재료만 먹고살기 힘들며, 암을 유발하는지 여부도 일정 기간이 지나기 전까지는 검증할 수 없기 때문입니다.

체질이나 나이와 같은 개인차도 크게 영향을 미칩니다. 생화학적으로 증명된 음식 재료라도, 실제로 인체에 흡수되었을 때 어떤 효과가 있을지 검증하기 어렵습니다. 그러므로 효능이 알려졌어도 과도한 섭취는 권장하지 않습니다.

고스트 혈관을 만들지 않기 위한 이상적인 식사는 영양소를 고르게 섭취하는 식단입니다. 거기에 혈관력을 높일 수 있는 음식 재료를 사용하는 것이 바람직합니다.

탄수화물·당질

탄수화물·당질은 뇌와 신체를 움직이는 에너지를 만듭니다. 특히 뇌는 에너지원을 축적할 수 없으므로 항상 적당량을 섭취해야 합니다. 그러나 너무 많은 양을 섭취하면 체내에 지질로 축적됩니다.

탄수화물이 소화·분해되면 포도당(글루코스)이 됩니다. 혈액에 포함된 포도당량이 '혈당 수치'입니다. 고혈당은 혈관을 노화시키는 원인이 됩니다. 포도당이 혈관벽의 단백질과 결합하여 당화하면 혈관내피세포가 손상되기 때문입니다.

혈당 조절은 혈관력을 높이는 중요한 포인트입니다.

함유 식품	탄수화물 : 쌀, 빵, 파스타, 면류 당질: 과일, 설탕, 설탕이 함유된 과자나 음료

단백질

단백질은 혈액을 포함하여 근육과 뼈, 내부 장기와 뇌, 피부와 머리카락 등 인간 신체 모든 부분의 재료가 됩니다.

동물 단백질, 식물 단백질 모두 균형 있게 섭취해야 합니다.

함유 식품	고기, 생선, 계란, 우유, 유제품, 콩·대두 등

지질

지질은 체내에서 연소되어 에너지가 됩니다. 적은 양으로도 많은 에너지로 변환할 수 있는 효율적인 영양소입니다.

'지질=살이 찐다'라고 생각하지만, 사실 적당량의 '좋은 지방'을 먹으면 몸에 좋습니다.

함유 식품	육류, 생선, 달걀, 우유·버터 등 유제품, 각종 식물성 기름

비타민

비타민은 에너지를 만들고 몸을 보호하는 영양소이며, 다른 영양소의 흡수를 돕는 역할도 합니다.

[수용성 비타민]

비타민 B1 : 탄수화물을 분해합니다. 뇌 활동에 필수 성분이며, 피로를 해소하는 데도 도움이 됩니다.

함유 식품	돼지고기, 콩, 홍연어, 명란

비타민 B2 : 지질을 분해하여 에너지를 생산합니다. 피부와 머리카락의 성장을 촉진하며 건강하게 유지합니다.

함유 식품	등푸른생선, 간류, 달걀, 낫토

비타민 C : 혈관과 뼈를 튼튼하게 합니다. 콜라겐 생성을 도와 피부를 건강하게 만들며, 스트레스를 해소하는 필수 비타민입니다.

함유 식품	레몬, 딸기, 피망, 파슬리, 양배추 등

[지용성 비타민]

비타민 A : 신체 성장을 지원합니다. 피부와 점막을 정상적으로 유지하며. 눈 건강에 도움이 됩니다.

함유 식품	토마토, 호박, 당근, 간류

비타민 D : 칼슘 흡수를 지원하고, 뼈와 치아를 생성합니다.

함유 식품	연어·고등어 등 생선, 버섯류, 장어 등

비타민 E : 지질이 체내에서 산화하는 것을 방지하여 신체를 보호하고, 동맥경화를 예방합니다.

함유 식품	생선, 아보카도, 견과류, 장어, 명란 등

비타민 K : 지혈 작용을 합니다. 혈관에 칼슘이 침착하는 것을 방지합니다.

함유 식품	낫토, 차조기, 파슬리, 쑥갓 등

미네랄

우리 몸의 기능을 유지하고 조절하는데 필요한 영양소입니다. 또한, 신체를 구성하는 성분이기도 합니다.

칼륨 : 세포액에 존재하며 혈압 저하 및 뇌졸중을 예방합니다. 골밀도를 높이는데도 영향을 미칩니다.

함유 식품	어패류, 육류, 채소, 콩류, 과일류

칼슘 : 체중의 1~2%를 차지합니다. 그중 99%는 뼈와 치아에, 나머지 1%는 혈액과 근육에 존재합니다.

함유 식품	우유, 뼈째 먹는 생선, 해조류, 콩, 녹황색 채소 등

마그네슘 : 뼈에 저장되며 뼈와 치아를 만드는 데 사용됩니다. 신경 흥분 억제 및 혈압 유지 기능도 합니다.

함유 식품	어패류, 채소, 콩류, 견과류 등

인 : 뼈와 치아를 구성합니다. 근육, 뇌, 신경 등에 포함되어
에너지를 만듭니다.

함유 식품	어패류, 육류, 우유·유제품, 콩·대두 제품 등

철 : 약 70%는 적혈구를 만드는 헤모글로빈의 성분으로,
약 25%는 간에 축적되어 있습니다.

함유 식품	간류, 어패류, 해조류, 콩, 녹황색 채소 등

아연 : 단백질 합성 및 DNA 전사와 신진대사에 필요한 반응
에 관여하는 미네랄입니다.

함유 식품	육류, 해조류, 굴, 장어 등

식이섬유

식이섬유는 변비를 방지하기 위해 변의 양을 늘리고, 혈중 콜레스테롤 배출을 촉진하여 지방 분해를 돕습니다. 최근에는 생활습관병(당뇨병, 비만, 심근경색 등) 예방에도 도움이 된다고 알려져 있습니다.

함유 식품	곡물, 뿌리채소, 콩류, 채소, 과일, 해조류, 버섯 등

3대 영양소인 단백질 · 탄수화물 · 지방뿐만 아니라 이들의 기능을 지원하는 비타민과 미네랄, 식이섬유도 균형 있게 섭취해야 혈액의 질을 높일 수 있습니다.

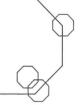

목표 ॥
'먹는 방법'도 중요하다

혈관력을 높이기 위해서는 '무엇을 먹는지'가 매우 중요하지만, '어떻게 먹는가'도 중요합니다.

실천법② 80%만 먹는다

매 끼니 기존 식사량의 80% 정도만 먹습니다.

체중이 염려된다면 70%로 더 줄이는 것이 좋습니다. 포만감이 들 때까지 먹으면 체내에 잉여 지방이 늘어나 모세혈관의 고스트화로 이어집니다.

약간 아쉽지만, 배가 고프진 않다는 느낌이 들 정도로 식사량을 조절합시다.

실천법③ 급하게 먹지 않는다

우리 뇌에는 포만중추가 있습니다. 그래서 우리가 음식을 먹으면 조금씩 공복감이 사라지고 포만감이 늘어나는 것도 이 포만중추가 작용하기 때문입니다.

급하게 먹으면 포만중추가 일하기 전에

필요 이상의 칼로리를 섭취할 위험이 있습니다.

과식은 비만으로 이어질 뿐만 아니라 급하게 먹는 것 자체가 매우 위험합니다.

공복 상태에서 갑자기 음식물이 체내로 들어오면

혈당도 단번에 올라갑니다.

최대한 많이 씹으면서 다양한 맛을 음미하는 식사 습관을 들이도록 합시다.

실천법④ 음료를 한 번에 마시지 않는다

설탕이 들어 있는 캔커피, 탄산음료, 이온음료 등을 한 번에 들이키는 것은 매우 위험합니다. 건강에 좋다고 생각하고 아침 식사 대신 과일 주스를 마시는 사람들도 있는데, 주스에는 상상 이상으로 많은 당질이 들어 있습니다.

음료를 마실 때는 한 번에 들이키지 말고,

여러 차례에 걸쳐 나눠 마시도록 합니다.

실천법⑤ 소량으로 나누어 먹는다

한 번에 많이 먹어두고 굶는 것보다, 조금씩 여러 번 먹는 것이 더 좋습니다.

필수 영양소를 하루에 최대 5~6회로 나누어
소량씩 섭취하는 것이 바람직합니다.

라이프스타일에 따라서는 실천하기 어려울 수 있습니다.
하지만, 소량씩 먹음으로써 항상 일정한 혈당 수치를 유지하는 것이 혈관을 강화하는 비결입니다.

실천법⑥ 당질은 적당히

최근 중장년층을 중심으로 당질 제한 다이어트가 성행하고 있습니다. 당질은 신체와 뇌가 움직이게 하는 에너지의 원천이므로, 전혀 섭취하지 않는다는 것은 조금 극단적일 수 있습니다.

당질 제한 다이어트는 단시간에 효과가 발휘되므로 주목받고 있지만, 그 진가를 따져보려면 시간에 따른 신체 변화를 검증할 필요가 있습니다.

의도적으로 당질을 제한하는 이유는 우리 주변에 단 음식과 탄수화물이 넘쳐나고 있기 때문일 것입니다. 수렵과 농경을 하던 시대에 비해 현대인은 쉽게 많은 양의 당질을 섭취할 수 있게 되었습니다. 반면 운동량은 매우 적어서 섭취한 당질과 지방이 체내에 계속 축적되어 갑니다.

'나는 단 것을 좋아하지도 않고, 특별히 단 음식을 섭취할 만한 생활을 하고 있지 않다'라고 자신하는 분도 있겠지요. 하지만 막상 따져보면 우리는 의외로 많은 양의 당질을 섭취하는 환경에 놓여 있습니다.

이런 세상에서 당질을 먹지 않기는 어느 정도의 각오가 아니면 불가능할 수도 있습니다. 그렇기 때문에 식사와 다이어트 스타일로 정착된 것입니다.

고혈당이 고스트 혈관을 만드는 원흉이긴 하지만,
뇌와 신체 활동에 필요한 적당량의 당질은 섭취하는 편이 좋습니다.

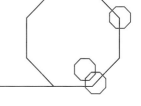

목표 Ⅲ
혈관을 유연하게 만든다

혈액을 신체 전체에 흐르게 하기 위해서는 혈관 자체의 질이 중요합니다. 성숙한 혈관은 강하고 유연합니다. 우리는 지금부터 '건강한 혈관 만들기'를 목표로 합시다.

고혈압은 혈관을 망가트리는 원인 중 하나입니다.

혈관에 매우 높은 압력이 가해져 혈관 자체가 너덜너덜해지고 상처 부위에 플라크plaque가 쌓이기 쉽습니다. 그렇게 좁아진 혈관으로 계속 혈액이 흐르면 혈관은 물론 심장에 부담이 가고, 신장도 약화해 노화가 가속됩니다. 갑작스러운 혈압 변동도 혈관에 부담을 줍니다. 안정된 혈압으로 만들어야 고스트 혈관을 예방하는 데도 도움이 됩니다.

고혈압을 개선하고, 혈압을 안정시키려면 식단의 염분 함량을 낮추고, 스트레스를 줄여야 합니다. 외식이나 배달 음식을 자주 먹으면 미각이 둔해지고, 더 강한 맛을 선호하게 됩니다.

인공조미료와 과도한 염분은 건강을 해치는 큰 적입니다. 소금이나 간장을 쓸 때는 가능한 한 싱겁게 간을 해야 합니다.

짠맛이 거의 느껴지지 않아 맛있는 식사를 즐기기 힘들 수 있지만, 세계보건기구(WHO)의 하루 권고량은 2,000mg(소금 5g)입니다.

실천법⑦ 감칠맛 성분을 살린다

5가지 기본 맛(단맛, 신맛, 짠맛, 쓴맛, 감칠맛) 중 하나인 감칠맛. 싱거워도 맛있게 먹을 수 있는 포인트는 이 맛에 있습니다.

다시마, 멸치, 말린 표고버섯 등의 자연 음식 재료를 쓰면 이노신산, 글루탐산, 구아닐산 등이 풍부한 감칠맛을 낼 수 있습니다. 번거롭더라도 좋은 음식 재료로 만든 건강한 육수를 활용합시다.

실천법⑧ 식초를 활용한다

식초는 혈압을 낮추는 효과가 있습니다. 식초 성분인 아세트산은 우리 몸에 아데노신이라는 물질의 분비를 촉진합니다.

아데노신adenosine은 혈관을 확장하고 혈압을 낮추는 역할을 합니다. 시중에는 다양한 식초들이 판매되고 있습니다. 그중 사과 사이다 식초, 매실 식초, 발사믹 식초는 건강에 좋을 뿐만 아니라 요리에 사용하면 입맛을 돋우는 역할을 합니다.

<u>실천법⑨</u> 기름을 가려 쓴다

지질은 우리 몸에 중요한 역할을 하는 영양소입니다. 37조 개 세포의 세포막을 만들고 뇌 기능을 지원합니다.

좋은 지질을 섭취하면 혈관을 유연하게 하고 동맥 경화를 예방하는 데 도움이 됩니다. 지질을 구성하는 성분은 지방산 입니다.

**불포화지방산은 세포막의 재료로 사용되며, 에너지를 만듭니다.
몸에 축적되어 혈액의 잉여 중성지방을 줄이는 기능도 합니다.**

그중에서도 오메가3 계인 α-리놀렌산, EPA, DHA는 현대인에게 부족하기 쉬운 지방산입니다.

오메가3 계 지방산은 들기름과 등푸른생선 등에 다량 함유되어 있습니다.

반면, 몸에 나쁜 영향을 미치는 기름을 섭취하지 않는 것도 중요합니다. 트랜스 지방산은 물론 과자와 빵, 패스트푸드에 함유된 '보이지 않는 기름'도 주의해야 합니다.

실천법⑩ 향신료를 활용한다

향신료는 음식 재료의 냄새를 제거하고 요리에 향과 매운맛을 더하는 양념입니다. 음식 맛을 풍부하게 해줄 뿐만 아니라 몸을 따뜻하게 하고, 식욕을 돋우는 효과도 있습니다.

옛날부터 사용해 온 생강, 들깨, 마늘 등은 몸에 좋은 향신료로 알려져 있습니다. 강황, 고수, 고추냉이 등의 이국적 향신료를 사용하면 요리 레시피를 확장할 수 있습니다.

실천법⑪ 칼륨을 섭취한다

저염식을 실천하려면 칼륨 섭취량을 높이는 방법도 있습니다. 칼륨은 혈압을 낮추거나 올라가지 않도록 조절하는 역할을 합니다. 즉, 소금 성분인 나트륨과 상반된 작용을 합니다.

칼륨은 채소, 과일, 고기, 생선을 포함한 거의 모든 성분에서 발견되는 영양소입니다. 단, 칼륨은 수용성이기 때문에 채소를 데치거나 삶는 과정에서 상당량이 손실됩니다. 국, 탕, 찌개류를 조리할 때는 국물을 적게 하고 건더기 위주로 조리하여 국물까지 섭취하는 것이 좋습니다.

주의할 점은 나트륨 함량이 높아지지 않도록 소금 간을 적게 해야 합니다. 재료별 특성을 살려 향신료나 감귤류로 간을 맞추는 것도 좋습니다.

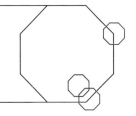

목표 IV

자율신경의 균형을 유지한다

제4장에서 설명한 바와 같이 자율신경을 조절하면 고스트 혈관을 예방하는 데 도움이 됩니다.

자율신경은 혈압에도 큰 영향을 미칩니다.

<u>과도한 스트레스로 교감신경이 우위인 상태가 계속되면 혈압도 높아집니다.</u>

나이가 들수록 부교감신경의 활동량이 줄어듭니다.

회사 업무나 집안일로 바쁘고 짜증이 난다면, 의식적으로라도 교감신경과 부교감신경의 균형을 맞추도록 노력을 기울여야 합니다.

실천법⑫ 호흡을 조절한다

복식호흡은 부교감신경을 활성화하는 좋은 방법입니다.

코로 숨을 들이마시고 복부 압박으로 숨을 내쉬면 횡격막이 위아래로 움직입니다. 횡격막에는 많은 자율신경이 지나고 있기 때문에 호흡을 통해 자극을 줄 수 있습니다.

① 의자에 앉아 다리를 살짝 벌리고, 손을 무릎 위에 올려놓은 후 눈을 살며시 감는다.
② 등을 반듯하게 펴고, 5초 동안 코로 숨을 들이마시며 배가 볼록해지는 것을 느낀다.
③ 배가 쏙 들어갈 때까지 입으로 숨을 천천히 내뱉는다. 가능하면 들이마실 때보다 더 천천히 내쉰다.
④ 1~3회 반복한다.

쉬는 시간이나 집안일 틈틈이, 짜증이 나거나 집중력이 떨어질 때 실천해 봅시다. 마음이 차분해지고 의욕이 향상되는 것을 느낄 수 있을 것입니다.

[실천법 12] 호흡조절법

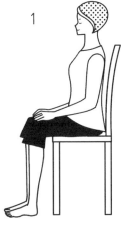

1

다리를 살짝 벌리고 양손을
무릎에 올려놓는다.
눈을 살며시 감는다.

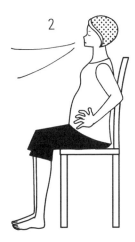

2

5초 동안 코로 숨을
들이마신다.

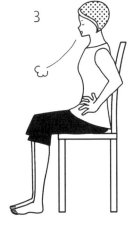

3

배가 쏙 들어갈 때까지
입으로 숨을
천천히 내쉰다.

실천법⑬ 교차호흡으로 부교감신경을 활성화한다

호흡은 자율신경과 깊은 관계가 있습니다.

평소 우리는 한쪽 코로만 숨을 쉰다는 사실을 알고 있으셨 나요?

왼쪽 코가 숨을 쉴 때, 오른쪽 코는 사실 쉬고 있습니다.

코점막이 건조해지는 것을 방지하기 위한 시스템입니다. 이 는 비주기Nasal cycle라는 생리 현상입니다. 자율신경은 2~3시 간마다 양쪽 코점막이 교대로 팽창하도록 조정하고 있습니다.

오른쪽 코로 호흡하면 왼쪽 뇌(교감신경),

왼쪽 코로 호흡을 하면 오른쪽 뇌(부교감신경)가 활성화합니다.

이 원리를 활용한 교차호흡법을 실행하면 교감신경과 부교 감신경의 균형을 유지할 수 있습니다.

교차호흡은 자율신경을 조절하여 균형을 맞춰주는 효과가 있을 뿐만 아니라 혈류에도 영향을 미칩니다.

코에서 생성된 일산화질소는 코점막을 통해 흡수되어 혈액 순환을 촉진하고, 혈압을 안정화합니다. 꾸준히 실천하면 수 면장애, 코골이, 코막힘 등의 증상도 개선됩니다.

① 의자에 앉아 등을 곧게 펴고, 눈을 살며시 감는다.

② 오른손 엄지를 오른쪽 코 옆에, 약지를 왼쪽 코 옆에 살짝 댄다.

③ 엄지로 오른쪽 코 막고, 약지로 왼쪽 코 열어 6초간 숨을 깊게 들이마신다.

④ 양쪽 코 막고, 3초간 숨을 참는다.

⑤ 약지 풀어 왼쪽 코 열고(엄지로 오른쪽 코 막은 상태 유지) 6초간 숨을 모두 내쉰다.

⑥ 양쪽 코 막고 3초간 숨을 참는다.

⑦ 엄지 풀고 오른쪽 코 열어 6초간 숨을 깊게 들이마신다.

⑧ 양쪽 코 막고 3초간 숨을 참는다.

⑨ 엄지 풀고 오른쪽 코 열어(약지로 왼쪽 코 막은 상태 유지) 6초간 숨을 모두 내쉰다.

⑩ 양쪽 코 막고 3초간 숨을 참는다.

⑪ 10~20회 반복한다.

[실천법 13] 교차호흡법

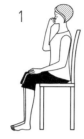

1

등을 곧게 펴고,
눈을 살며시 감는다.

2   6초

엄지로 오른쪽 코 막고,
왼쪽 코 열어 숨을 깊게
들이마신다.

3   3초

양쪽 코 막고,
숨을 참는다.

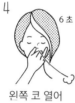

4   6초

왼쪽 코 열어
숨을 내쉰다.

5   3초

양쪽 코 막고
숨을 참는다.

6   6초

오른쪽 코 열어
숨을 깊게 들이마신다.

7   3초

양쪽 코 막고
숨을 참는다.

8   6초

오른쪽 코 열고
숨을 모두 내쉰다.

9   3초

양쪽 코 막고
숨을 참는다.

실천법⑭ **따뜻한 물에 몸을 담근다**

바쁜 일상 때문인지 대부분의 현대인은 입욕보다는 몸을 씻는 샤워 정도의 목욕을 하곤 합니다.

고스트 혈관을 예방하고 부교감신경을 활성화하려면
따뜻한 물에 몸을 담그는 입욕이 좋습니다.

따뜻한 물에 몸을 담그는 입욕이나 사우나를 하면 교감신경이 활성화합니다.

욕실 전체를 따뜻하게 한 후, 약 40℃의 따뜻한 물에 천천히 몸을 담그고 10~15분 정도 반신욕을 하는 것만으로도 땀이 나고 혈류가 좋아집니다.

라벤더 같은 허브향 입욕제나 거품이 나는 탄산계 입욕제는 몸에 휴식 효과를 높여줍니다. 특히, 탄산계 입욕제에서 나오는 거품은 일산화질소 생성을 유도하여 모세혈관을 자극하고 혈관을 팽창하는 데 도움이 됩니다.

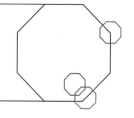

목표 V
혈류량을 증가시킨다

앞서 혈액의 질을 높이고, 혈관을 유연하게 하는 식이요법과 호흡법으로 체내 환경을 정돈하는 실천법을 소개했습니다.

지금부터는 더 나아가 혈류량을 증가시키는 실천법을 소개하고자 합니다.

제4장에서 설명한 바와 같이 혈류량이 증가하면 혈관내피 세포들 사이에 필요한 공간을 제외하고 서로 밀착합니다. 그럼 혈액의 혈장 성분이 과도하게 누출되지 않으므로 혈관의 고스트화를 예방하고 개선하는 데 도움이 됩니다.

혈류량을 증가시키기 위해서는 외부 자극을 제대로 활용해야 합니다. 혈관이나 림프관 마사지, 근육 운동으로 정맥과 모세혈관에 자극을 주면 온몸 구석구석까지 혈액이 잘 흐르도록 만들 수 있습니다.

실천법⑮ 운동하는 습관을 들인다

운동을 꾸준히 하지 않는 사람은 혈관이 고스트화될 위험이 높습니다.

유산소 운동은 혈류량을 증가시키는 데 효과적입니다. 지속해서 적당한 부하를 가하는 유산소 운동을 하면 주로 적색근(지근slow muscle)이 단련됩니다.

적색근에는 모세혈관이 많아서 혈류가 정체되기 쉽고,
그로 인해 혈액이 축적될 위험이 있습니다.
꾸준히 유산소 운동을 하면
몸 구석구석까지 혈류가 잘 순환하도록 개선할 수 있습니다.

운동을 습관화하는 것의 장점 중 하나는 컨디션 변화에 민감해지는 점입니다. 매일 같은 동작을 반복하면 바빠서 무심히 지나쳤던 체력 저하나 허약 증상, 쇠약해진 정신 등의 이상 상태를 감지할 수 있습니다.

그럼 적당한 운동량은 어느 정도일까요?

걷기, 에어로빅, 요가, 수영 등을
땀이 약간 날 정도로 20분 이상 하면 적당한 운동량입니다.

달리기나 트라이애슬론도 인기가 많지만, 유산소 운동도 지나치면 활성산소가 발생합니다. 달리기 애호가들이 느끼는 도취감인 러너스 하이runner's high에 중독되는 사람도 적지 않습니다. 운동으로 인해 건강을 해치는 것은 무엇이 중요한지 놓치는 것과 같습니다. 건강을 위해서는 적당한 운동이 이상적입니다.

실천법⑯ 1일 1회 제대로 운동한다

하루에 한 번, 아침 또는 저녁에 운동하는 습관을 들입시다.

【준비 체조】

가볍게 준비 운동을 합니다.

손목과 발목을 돌려주고, 무릎을 굽혔다 펴며 아킬레스건도 풀어줍니다. 팔을 흔들고 허리를 비틀면서 '현재의 몸 상태'를 점검합니다.

【제자리 걷기】

허리를 반듯하게 펴고, 팔다리를 높게 들어 올렸다 내리는 동작을 좌우 한 세트씩 20회 반복합니다.

이때 '발꿈치로 바닥을 찍는 느낌'으로 힘차게 걷습니다.

이 동작의 목적은 종아리를 자극해 정맥의 펌핑 기능을 향상하는 데 있습니다. 종아리에 자극이 가해지도록 의식하면서 동작을 절도 있고 정확하게 합시다.

【걷기】

허리를 반듯하게 펴고, 보폭을 크게 하며 팔을 리드미컬하게 흔듭니다. 천천히 산책하는 것이 아니라 운동을 하고 있다고 의식하며 걷는 것이 중요합니다.

자세를 유지하며 20분가량 땀이 약간 날 정도로 힘차게 걸어야 운동 효과가 있습니다.

실천법⑰ 일과 운동을 결합한다

업무나 집안일로 바빠서 운동할 시간이 없다면, '일과 운동을 결합'하는 것을 추천합니다.

① 의자에 앉아 업무를 볼 때는 항상 등의 근육을 의식한다.

바른 자세를 유지하려면 체간이 강해야 한다. 단전(배꼽 아래)과 등 근육을 염두에 두고 앉다 보면 서서히 체간이 단련된다.

② 바른 자세를 유지하며 제대로 걷는다.

허리를 반듯하게 세우고 보폭을 넓게 하여 시원시원하고 힘차게 걷는다.

③ 많이 걷는 환경을 스스로 만든다.

엘리베이터나 에스컬레이터를 피하고, 가능하면 계단을 이용한다. 목적지 한 정거장 전에 내려서 걷는 습관을 들인다.

④ 마트에서는 카트보다 바구니를 사용한다.

쇼핑한 물품을 가방 두 개로 나눠 양손에 들고 집까지 이동하면 팔 근육을 강화할 수 있다.

⑤ 청소나 설거지 등을 할 때도 운동 효과를 노릴 수 있는 동작을 결합한다.

배와 하체에 힘을 줘서 근육이 강화되는 효과를 노린다.

실천법⑱ 발뒤꿈치 올리기를 반복한다

발뒤꿈치를 올리고 내리는 동작은 고스트 혈관 예방에 효과적입니다.

① 두 발을 모으고 선다.
② 발뒤꿈치를 천천히 들어 올리고, 발가락으로 5초간 버틴다.
③ 5초에 걸쳐 발을 천천히 내린다.
④ 여러 번 반복한다.

앞서 배운 '제자리 걷기' 동작과 마찬가지로 종아리 근육을 자극하여 정맥에 압력을 가하는 것이 목적입니다. 노화로 점차 약해지는 펌핑 기능을 회복시키고, 아래에서 위로 올라가는 혈류를 촉진합니다.

실천법⑲ 발뒤꿈치 올리기 응용편

따로 시간을 내기 힘든 분들은 매일 양치질 할 때, 머리를 말릴 때, TV를 볼 때 등 자투리 시간을 활용하여 발꿈치를 올렸다 내리는 동작을 반복합시다. 대중교통을 기다리는 틈틈이, 지하철을 타고 가는 동안에 실천하면 시간 대비 효율적인 운동이 됩니다.

[실천법 18] 발뒤꿈치 올리기

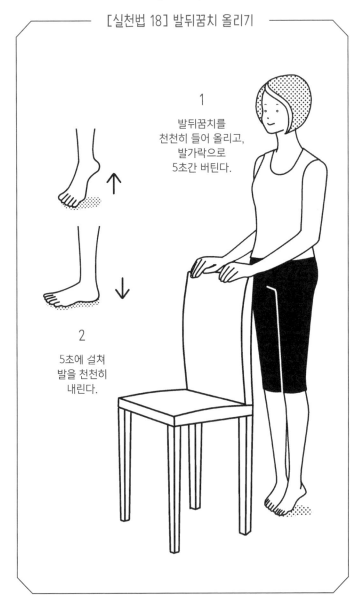

1
발뒤꿈치를
천천히 들어 올리고,
발가락으로
5초간 버틴다.

2
5초에 걸쳐
발을 천천히
내린다.

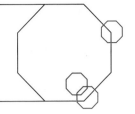

목표 VI
하체를 단련하여 혈류량을 늘린다

근육은 나이와 상관없이 노력하면 충분히 강화할 수 있습니다. 특히 대퇴사두근(허벅지 앞쪽 근육)은 면적이 크기 때문에 혈류량을 늘리기에 매우 효율적인 부위입니다.

또한, 하체 근육은 고관절과 무릎 관절에도 영향을 미칩니다. 노화로 인해 무릎과 골반이 약해지면 통증으로 인해 일상생활에 지장이 많고, 생활 만족도도 매우 떨어집니다. 다행히도 근육이 뼈와 관절을 보완해 주는 기능을 하므로 하체 근육을 꾸준히 단련해주면 많은 문제를 해결할 수 있습니다.

오래오래 일상을 건강하게 누리기 위해서라도 꾸준히 근육을 강화해 봅시다.

실천법⑳ 스쿼트가 좋다!

스쿼트를 하면 대둔근에서 대퇴사두근과 햄스트링, 그리고 하퇴삼두근까지, 엉덩이-허벅지-종아리까지 걸쳐 있는 근육을 한 번에 단련할 수 있습니다. 또한, 다리 전체의 혈액 순환을 촉진하고 부종을 예방하는 효과도 있습니다.

효율적인 근육 트레이닝이지만, 무릎에 부하가 가해지므로 무릎 통증이 있을 때는 금합니다. 허리를 앞으로 숙이거나 젖히면 근육에 제대로 부하가 걸리지 않고 허리를 다칠 위험도 있으니 바른 자세에 주의합시다.

등이 앞으로 말리지 않게, 허리를 반듯하게 세운 상태로 자세를 고정합니다. 속도를 내지 말고 천천히, 긴 호흡으로 조심스럽게 동작을 반복합니다.

① 어깨너비로 다리를 벌리고 바르게 선다.
② 양손은 허리를 잡고, 발끝은 살짝 바깥쪽을 향한다.
③ 허리를 곧게 펴고 숨을 들이마시며 천천히 내려간다.
④ 허벅지와 바닥이 평행을 이루는 높이에서 3초간 버틴다.
⑤ 숨을 내쉬며 천천히 올라온다.
⑥ 10회 반복한다.

무릎이 발끝보다 앞으로 나가면 안 됩니다. 깊게 숨을 들이

마시며 내려가고, 길게 숨을 내쉬며 올라옵니다. 호흡을 의식하며 동작을 반복합시다.

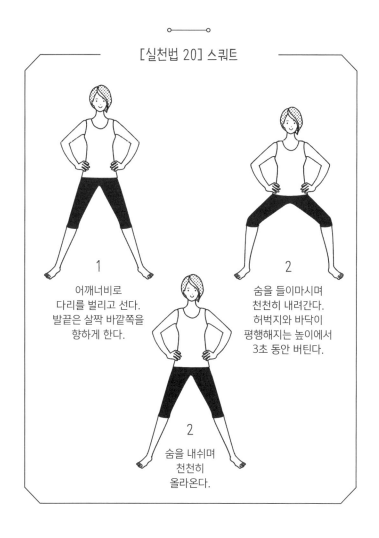

[실천법 20] 스쿼트

1
어깨너비로
다리를 벌리고 선다.
발끝은 살짝 바깥쪽을
향하게 한다.

2
숨을 들이마시며
천천히 내려간다.
허벅지와 바닥이
평행해지는 높이에서
3초 동안 버틴다.

2
숨을 내쉬며
천천히
올라온다.

실천법㉑ 제자리 런지로 근력 트레이닝

제자리 런지는 매끈한 다리를 만드는 근육 트레이닝으로 알려진 '프런트 런지'의 간단 버전입니다.

다리 너비를 고정한 채로 시행하므로 자세가 쉽게 흐트러지지 않고 초보자에게 적합합니다. 햄스트링과 대둔근, 중둔근 단련에 효과적입니다.

다리 너비를 넓히면 허벅지 뒤(햄스트링)에 자극을 높일 수 있고, 다리 너비를 좁히면 엉덩이(대둔근, 중둔근)에 효과적입니다.

① 다리를 앞뒤로 벌린다.

자세가 흔들리고 균형을 잡기 힘들다면 다리를 가로 방향으로 약간 벌려서 균형을 잡는다(일직선 위에 발이 있으면 균형을 잡기 힘들 수 있다).

② 균형을 잘 잡고, 뒷다리 무릎이 바닥에 닿을 때까지 천천히 내려간다.

③ 천천히 엉덩이를 들어 원래 자세로 돌아간다.

④ ①~③ 과정을 10회 반복한다.

⑤ 다리를 바꿔서 동일하게 ①~④를 시행한다.

[실천법 21] 제자리 런지

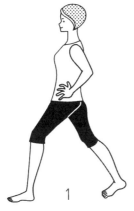

1

다리를 앞뒤로 벌리고,
상체를 곧게 세운 후
바닥을 향해 천천히 내려간다.

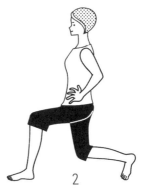

2

뒷다리 무릎이 바닥에
닿으면 정지한다.

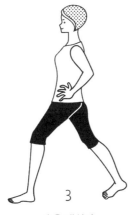

3

숨을 내쉬며
천천히 올라온다.

앞으로 내민 다리의 무릎이 발끝을 넘어가지 않도록 주의합니다. 속도를 빠르게 하면 오히려 효과를 보기 힘듭니다. 정확한 동작을 천천히 이어가도록 합시다.

습관적으로 훈련하고, 동작이 편해지면 '프런트 런지' 단계로 넘어갑니다.

① 똑바로 선 자세에서 한 쪽발을 앞으로 내디디며 엉덩이를 아래로 내린다.
② 제자리로 돌아오고 다리를 바꿔 반복한다.

근육 트레이닝을 위해서는 적절한 부하(강도, 횟수)를 가하는 것이 중요합니다. 부하가 너무 높으면 관절이 손상될 수 있습니다. 반면 근육이 익숙해지면 같은 강도로는 부하가 가해지지 않습니다. 컨디션과 근육 상태를 스스로 점검하면서 그때그때 적절한 부하를 찾아봅시다.

근육은 한차례 손상되었다가 복구되는 과정에서 강화됩니다.
매일 같은 부위를 단련하면 복구할 여유가 없어집니다.
같은 부위는 2일 정도 간격을 두고 시행하고,
매일 한다면 부위를 바꿔가며 훈련합시다.

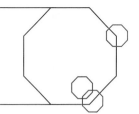

목표 VII

혈관을 자극한다

혈관을 가볍게 마사지하면 혈류를 촉진할 수 있습니다. 안전하고 효율적으로 혈관을 자극하기 위해서 의학연구소가 고안한 혈관 마사지 법을 소개하고자 합니다. 동맥은 뼈를 따라 심층부에 뻗어 있습니다. 피부 위에서 뼈를 따라 마사지하면 혈관(동맥)을 자극할 수 있습니다.

손바닥을 마사지할 부위에 대고 위아래, 좌우로 움직여 피부와 근육, 뼈 주변을 움직여 줍니다.

마사지라고 해서 단지 피부를 문지르는 것이 아닙니다.

마사지할 부위를 잡고 뼈를 기둥 삼아

미끄러지는 느낌으로 움직여야 합니다.

마사지로 혈관을 자극한다

'혈관 마사지'는 얼굴부터 목, 가슴, 등, 허리, 다리, 손, 발까지 전신에 적용할 수 있습니다. 그중에서 특히 모세혈관과 관계가 깊은 팔과 다리 혈관을 마사지로 자극해 주면 좋습니다.

하루에 한 번, 아무 때나 상관없지만 굳이 권하자면, 아침 기상 직후가 가장 좋습니다.

잠에서 깨자마자 바로 활동을 시작하지 말고, 잠시 침대에 머물면서 천천히 마사지해 줍시다. 밤새 쌓인 독소를 배출하고 몸이 개운해지는 기분을 느낄 수 있을 것입니다.

팔 마사지

손으로 반대편 팔을 잡고 뼈를 기둥 삼아 피부를 위아래로 움직이고, 좌우로 돌리며 자극을 줍니다.

① 왼손으로 오른쪽 팔뚝을 잡고 뼈를 중심으로 피부를 밀어 올렸다가 내리고, 좌우로 비틀듯이 마사지한다.
② 아래쪽 팔도 똑같이 마사지한다.
③ 팔꿈치 바깥쪽과 안쪽을 골고루 주무른다.
④ 왼쪽 팔도 ①~③ 과정으로 마사지한다.

다리 마사지

발가락은 심장에서 가장 멀기 때문에 혈액이 잘 닿지 않는 부위입니다. 마사지해 주면 냉증이 해소됩니다.

① 오른발 발가락을 한 개씩 당기고 흔들어 자극한다.

② 오른발 발바닥을 꾹꾹 눌러준다.

③ 양손으로 오른쪽 발목을 잡은 상태에서 발목을 빙글빙글 돌린다.

④ 왼쪽 다리도 ①~③ 과정으로 마사지한다.

[실천법22] 혈관 마사지

〈다리 마사지〉

〈팔 마사지〉

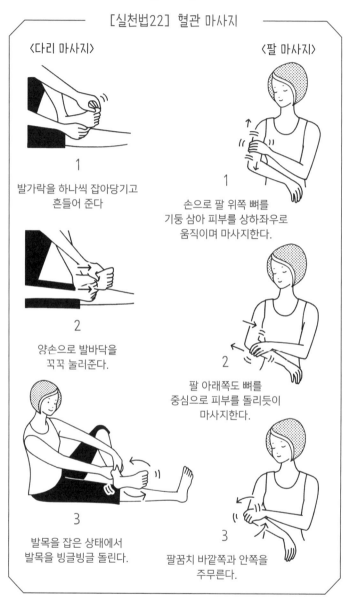

1

발가락을 하나씩 잡아당기고
흔들어 준다

2

양손으로 발바닥을
꾹꾹 눌러준다.

3

발목을 잡은 상태에서
발목을 빙글빙글 돌린다.

1

손으로 팔 위쪽 뼈를
기둥 삼아 피부를 상하좌우로
움직이며 마사지한다.

2

팔 아래쪽도 뼈를
중심으로 피부를 돌리듯이
마사지한다.

3

팔꿈치 바깥쪽과 안쪽을
주무른다.

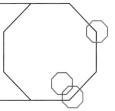

목표 Ⅷ
양질의 수면으로 혈관을 복원한다

모세혈관은 우리가 잠을 자는 동안 복구·재생됩니다.

수면 중에 분비되는 성장 호르몬이 모세혈관을 복구하고,
신진대사를 활성화합니다.
수면이 부족하면 혈관이 빠르게 고스트화됩니다.
하루에 6시간 이상은 반드시 잠을 자야 합니다.

나이가 들수록 수면 시간이 짧아지고, 자다가 깨는 일도 잦아집니다. 평소 스트레스를 받거나, 마음이 안정되지 못해도 깊게 잠들지 못하고, 불면 상태가 지속합니다. 생체 시계를 바로잡고 편안한 잠을 이루도록 합시다.

실천법㉓ 생체 시계를 리셋한다

'낮에 활동하고 밤에 휴식한다' 그 생체 리듬을 담당하는 것이 '생체 시계'입니다. 생체 시계는 체온과 혈압, 심장 박동 등을 관장하는 자율신경과 호르몬의 분비 등과도 깊은 관계가 있습니다.

매일 정해진 시간에 취침하고, 기상하면 생체 리듬의 진폭이 더욱 커집니다. 그 결과 주간 활동 수준이 올라가고, 야간 활동 수준은 낮아져 자연스럽게 잠이 들 수 있습니다.

생체 시계의 주기는 약 25시간, 지구의 1일 주기는 약 24시간이므로 인간은 아침 빛을 쐬며 생체 시계를 매일 아침 리셋합니다. 생체 시계를 리셋하면 양질의 잠을 깊이 잘 수 있을 뿐만 아니라. 질병을 예방하고 안티에이징에도 효과적입니다.

① 아침 일찍 일어나 햇빛을 받는다.

② 눈을 통해 들어온 아침 햇빛이 뇌의 '시교차 상핵'에 전달되면서 생체 시계가 리셋된다.

③ 수면 중에 분비된 멜라토닌이 멈추고 몸이 깨어난다.

④ 아침 햇빛을 받은 지 약 15시간 후에 다시 멜라토닌이 분비되면서 자연스럽게 졸음을 느낀다.

실천법㉔ 멜라토닌 원료를 섭취한다

숙면을 취하게 하는 멜라토닌의 분비량을 확실히 늘리려면 음식으로 멜라토닌 원료를 섭취하는 것이 좋습니다.

필수 아미노산인 트립토판은 태양광을 받으면 체내에서 신경전달물질·세로토닌으로 전환됩니다. 뇌의 송과체에서 세로토닌은 멜라토닌 호르몬을 분비합니다. 멜라토닌은 수면 중 최대치로 분비되어 심부 체온을 낮추고 양질의 숙면을 취하게 유도합니다.

트립토판이 많이 함유된 식자재는

콩과 견과류, 육류, 달걀, 유제품 등입니다.

트립토판→세로토닌→멜라토닌으로 변환하는 시간을 고려하면

아침 식사로 섭취하는 것이 효과적입니다.

평소 쉽게 잠들지 못하고, 도중에 깨는 등의 수면 문제로 고생하고 있다면 먼저 평소 식단을 점검해 봅시다.

실천법㉕ 밤에는 빛 자극을 피한다

빛 자극은 불면증의 원인 중 하나입니다. '낮에는 밝고, 밤에는 어둡게', 멜라토닌이 분비되려면 이 원칙을 지켜야 합니다.

밤에 밝은 불빛을 받으면 교감신경이 자극됩니다. 방 전체가 환해지는 불빛을 피하고, 간접 조명을 사용하도록 합시다.

<u>스마트 폰이나 PC의 블루 라이트는</u>
<u>졸음을 없애고, 신경을 각성시킵니다.</u>

전자파도 멜라토닌 분비를 방해하므로 수면의 질을 높이기 위해서는 잠들기 전에 스마트 폰으로 SNS를 하거나 게임을 하는 습관을 고치도록 합시다.

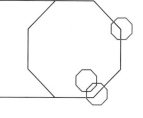

목표 IX
타이투(Tie2)를 활성화한다

'혈액의 질을 높인다, 혈관을 유연하게 만든다, 혈류를 늘린다' 이 세 가지를 목표로 하면서, 고스트 혈관을 개선하는 실천법도 추가해봅시다. 앞서 소개한 안지오포이에틴-1은 혈관내피세포의 타이투(Tie2)를 활성화합니다. 타이투(Tie2) 분자가 혈관내피세포의 접착을 유도하여 혈관주위세포와 내피세포가 서로 접착합니다[14].

안지오포이에틴-1은 나이가 들수록 분비량이 감소합니다. 게다가 산화스트레스 등 다양한 원인으로 혈관주위세포가 손상되면 타이투(Tie2)가 활성화되지 않습니다. 내피세포와 혈관주위세포 사이의 공간이 넓어지면, 내피세포끼리의 접착도 느슨해져 혈관 내 성분이 과다 누출됩니다. 그로 인해 산소와 영양소가 전신에 골고루 전달되지 않고, 노화와 질병으로 이어집니다.

안지오포이에틴-1과 같은 작용을 하는 물질을
음식으로 섭취하면 타이투(Tie2)를 활성화 할 수 있습니다.

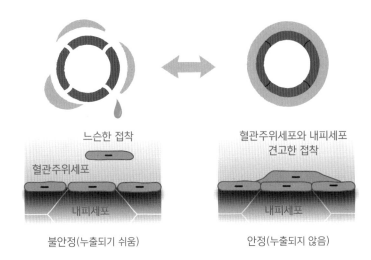

느슨한 접착

혈관주위세포

내피세포

불안정(누출되기 쉬움)

혈관주위세포와 내피세포
견고한 접착

내피세포

안정(누출되지 않음)

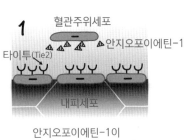

1

혈관주위세포

△안지오포이에틴-1

타이투(Tie2)

내피세포

안지오포이에틴-1이
내피세포의 타이투(Tie2)와결합

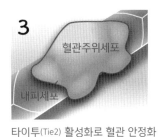

3

혈관주위세포

내피세포

타이투(Tie2) 활성화로 혈관 안정화

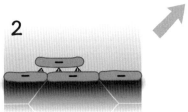

2

내피세포끼리 접착. 그 영향으로
혈관주위세포와 내피세포끼리도 접착

일러스트 출처 : 桜映画社

실천법㉖ '시나몬'을 먹는다

대형 화장품 기업과 200가지 이상의 천연 성분을 조사하여 타이투(Tie2) 활성 물질을 찾아내는 공동 연구를 진행한 결과 찾아낸 물질이 있습니다.

바로 계피 추출물, 즉 시나몬입니다[15].

시나몬은 단맛이 거의 없고 약간 쓴맛이 나며 코를 톡 쏘는 독특한 향이 납니다.

시나몬 향 성분 'β실링가레시놀'이 타이투(Tie2)를 활성화합니다.

앞서 저염식 보조 재료로 향신료를 추천한 바 있습니다. 시나몬도 향신료의 일종입니다. 케이크나 쿠키 등에 많이 사용되어 우리에게는 친숙한 재료입니다. 커피나 홍차에 가미하면 달콤한 풍미를 느낄 수 있어 인기가 높습니다.

계피도 시나몬의 일종이지만 토양의 차이에 따라 향기와 성분이 다릅니다. 시나몬은 열대지방에서 재배되는 녹나뭇과의 상록수 껍질과 줄기를 건조한 것입니다. 동양에서는 계피라 불리며 한방에서 주로 사용되어 왔습니다. 스리랑카 원산 실론 시나몬은 은은하고 우아한 향을 지니고 있습니다. 유럽의 '카시아'는 향이 풍부한 것이 특징입니다.

시나몬의 놀라운 효능에 대한 연구 결과가 있습니다.

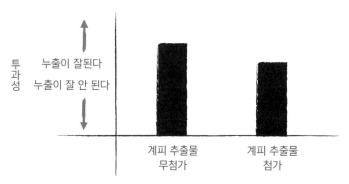

〈 모세혈관의 누출도 〉

투과성

누출이 잘된다

누출이 잘 안 된다

계피 추출물
무첨가

계피 추출물
첨가

내피세포끼리 접착하여 혈관 누출을 방지한다

위 그래프는 계피(시나몬)를 첨가 여부에 따른 혈관
누출량을 비교한 것이다. 시나몬은 내피세포들을 접
착하는 힘이 강한 것을 알 수 있다.

출처 : 시세이도 리서치 센터

시나몬 섭취 시 2~3시간 동안 혈관의 과도한 누출이 방지됩니다.

먹는 즉시 효과가 있는 성분이므로 일상 음식 재료로 섭취
하도록 합시다.

시나몬은 타이투(Tie2) 활성화뿐만 아니라 인슐린 분비를 촉
진하는 '프로안토시아니딘', 체내의 과도한 나트륨을 조정하

는 '칼륨', 항산화력이 높은 폴리페놀인 '쿠마린'과 '계피산' 등 다양한 혈액 및 혈관 관련 성분도 함유하고 있습니다.

건강상의 이점과 효능이 많은 식품이지만 과하면 좋지 않습니다. 시나몬을 과도하게 섭취하면 간 기능이 저하되는 부작용이 있다는 보고도 있습니다. 특히, 임산부, 간 질환자, 계피 알레르기 증상이 있는 사람은 복용을 자제해야 합니다.

시나몬의 하루 적정 섭취량은 600mg 정도입니다.

반드시 적정량을 지키도록 합시다.

실천법㉗ '시나몬+생강'으로 혈관 상태를 개선한다

시중에 판매되는 가루 형태의 시나몬을 사용하면 편리하게 음료를 만들 수 있습니다.

생강에 함유되어 매운맛을 내는 진저롤과 쇼가올 성분은 혈관을 확장하여 일산화질소 분비를 촉진합니다.

생강+시나몬의 조화인 '진저 시나몬 티'는 혈액과 혈관의 상태를 정돈해 줍니다. 또 레드와인에 생강, 얇게 썬 사과, 시나몬 등을 넣어 끓인 일명 '뱅쇼Vin Chaud'도 추천 음료입니다. 레드 와인의 폴리페놀은 항산화 작용이 있어 안티에이징에도 효과적입니다.

실천법㉘ '시나몬+바나나'로 건강한 디저트 만들기

시나몬은 케이크나 빵에 많이 사용됩니다. 하지만 최대한 당질을 억제해야 하니 빵이나 케이크는 피해야 합니다.

건강한 디저트로 바나나+시나몬의 조합은 어떨까요?

바나나는 나트륨을 배출하는 칼륨이 풍부하고 멜라토닌의 원료가 되는 트립토판도 함유하고 있습니다. 바나나를 잘라 계피 파우더를 뿌려 먹거나, 거기에 플레인 요구르트를 첨가 하면 간편하고 맛있는 디저트를 즐길 수 있습니다.

실천법㉙ 요리에 '시나몬'을 첨가한다

시나몬의 달콤한 향은 이국적인 음식에 잘 어울립니다. 향 신료 조화가 풍부한 카레 요리에도 활용하면 좋습니다.

항산화 작용이 뛰어난 강황, 쿠민, 마늘과 더불어 일산화질 소를 활성화하는 생강 등 다양한 건강 효능이 있는 향신료를 사용하여 타이투(Tie2)를 활성화합시다.

시나몬은 고기 요리와도 궁합이 잘 맞는 향신료입니다. 스 테이크에는 파우더 형태, 조림 요리에는 스틱 형태로 구분해 서 사용하여 요리 레시피를 넓혀봅시다.

실천법㉚ 주목받는 음식 재료 '필발'을 섭취한다

우리에겐 조금 생소한 '필발'은 타이투(Tie2)를 활성화하는 음식 재료로 최근 주목받고 있습니다.

동남아시아에 분포하는 후추과 식물로 롱페퍼long pepper라고도 합니다. 열매를 건조한 향신료로 요리에 사용됩니다.

필발에도 타이투(Tie2)를 활성화하는 성분이 포함되어 있어 모세혈관의 구조를 안정화하고 혈관 누출을 방지하는 효과가 있습니다[16]. 또한 필발의 매운맛 성분인 피페린piperine이 일산화질소의 분비를 촉진한다고 알려져 있습니다.

해외 특정 지역 전통 요리에 한정적으로 사용되어 왔지만, 최근 타이투(Tie2) 활성 성분이 알려지면서 향신료 쇼핑몰에서도 찾아볼 수 있게 되었습니다. 혈압을 낮추고, 말초 순환을 촉진하는 효능도 있어 차나 건강식품 등에도 사용됩니다.

실천법㉛ '필발'을 요리에 사용한다

필발은 후추과 향신료입니다. 시나몬처럼 디저트나 달콤한 음료에는 적합하지 않지만 후추 대용으로 다양한 요리에 사용할 수 있습니다. 면류와 국물, 구이, 볶음이나 조림 등에 소금 간을 줄이고 필발을 양념으로 사용해 봅시다.

필발 엑기스 복용에 따른 다리부종 개선 실험

미지근한 물을 채운 유리 용기에 다리를 무릎 아래까지 담그고 증가한 수위와 바닥 면적과의 곱을 계산하여 하퇴부 부피로 측정하였습니다. 아침과 저녁 시간에 동일 조건으로 측정한 결과, 필발을 섭취하면 아침과 저녁의 하퇴부 부피 변화량(부종도)이 적어지는 경향이 있음이 확인되었습니다.

〈 타이투(Tie2) 활성화 작용 〉

타이투(Tie2)를 활성화하면 혈관과 림프관의 구조가 안정화하고, 노화가 예방될 것으로 기대된다.

(저자 공동연구)

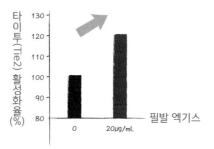

〈 eNOS 생성 및 활성화 촉진 작용 〉

일산화질소(NO)는 eNOS(NO 합성효소)에 의해 합성되어
혈류량 조절 및 혈관 확장 등에 중요한 역할을 하는 것으로 알려져 있다.

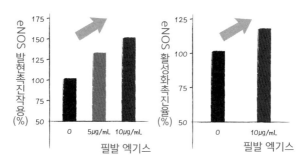

제공 : 마루젠제약 (주)

실천법㉜ 제철 봄나물 '오가피'를 먹는다

예로부터 인삼에 버금가는 약재로 평가받아온 오가피에도 타이투(Tie2)를 활성화하는 성분이 들어 있습니다.

잎이 다섯 개인 오가피는 해발 1,050~1,359m의 고산지에 자생하며 두릅나뭇과에 속합니다. 봄나물답게 떫은맛과 쓴맛, 그리고 독특한 향이 있습니다. 제철인 3~4월에 채취한 오가피 순은 최고의 봄나물 음식 재료라고 할 수 있습니다.

생나물로 먹기도 하지만, 소금물에 데친 후, 찬물에 담가 쓴맛을 우려내도 오가피 고유의 향과 맛이 남습니다. 데침, 무침, 부침, 튀김 반찬을 만들어 먹어도 좋고, 잘게 잘라 넣고 밥을 지으면 제철 별미를 즐길 수 있습니다.

실천법㉝ '루이보스 차'를 마신다

건강 차로 알려진 '루이보스 차'에도 타이투(Tie2)를 활성화하는 성분이 함유되어 있습니다.

루이보스는 남아프리카의 세더버그산맥 일대에만 자생하는 콩과 식물입니다. 건조한 잎을 우려 마시는 루이보스 차는 카페인이 없고, 타닌도 거의 없으며 은은한 단맛이 특징입니다.

타이투(Tie2) 활성화를 위해 커피나 홍차 대신 루이보스 차를 매일 꾸준히 마셔봅시다.

앞서 타이투(Tie2)를 활성화해 주는 식품에 대해 알아보았습니다. 사실 타이투(Tie2) 자체도 아직 알려지지 않은 부분이 많은 성분입니다.

시나몬에 함유된 β실링가레시놀, 필발의 피페린, 루이보스차의 플라보노이드 등의 각기 다른 성분들에 타이투(Tie2)가 포함되어 있다는 것도 흥미롭습니다. 굳이 공통점을 찾아보자면 향기를 꼽을 수 있습니다. 모두 코를 톡 쏘는 듯한 독특한 향을 지니고 있습니다.

현재까지는 타이투(Tie2)를 활성화하는 성분이 혈관내피세포를 직접 자극한다고 추정하고 있지만, 혈관주위세포에도 영향을 미칠 수 있습니다.

독특한 향기의 근원인 냄새 분자가 뇌하수체를 자극하여 모세혈관 혈관주위세포에 영향을 미치는 호르몬을 분비한다는 등의 다양한 가설도 고려해 볼 수 있습니다.

어쨌든 향후 연구를 통해 타이투(Tie2)를 활성화하는 성분과 메커니즘에 관한 새로운 사실이 발견될 가능성이 매우 큽니다.

현재 다양한 연구 기관과 기업들이 타이투(Tie2)를 활성화하는 성분에 관해 연구하고 있습니다. 개인적으로는 새로운 음식 재료도 함께 발견되기를 기대하고 있습니다.

제5장에서는 '고스트 혈관을 만들지 않는 실천법'을 소개했습니다. 물론 제시한 실천법 33가지를 모두 해야 하는 것은 아닙니다. 할 수 있고, 필요하다고 생각되는 실천법부터 조금씩 일상생활에 도입하고 서서히 습관화합시다.

꾸준히 하는 것이 중요합니다.
하나라도 한 달, 두 달 계속 실천하다 보면 몸이 점점 달라집니다.
그리고 그 변화를 실제로 느끼기 시작할 것입니다.

몸이 보내는 변화의 소리를 들으면서 한 개씩 새로운 실천법을 추가해 봅시다.

조금이라도 계속하다 보면 혈액의 질이 높아지고, 혈관이 유연해지며, 혈류량이 늘어납니다. 심지어 타이투(Tie2)를 활성화하는 성분이 들어간 식품을 일상적으로 섭취하기만 해도 모세혈관의 상태는 변해갑니다.

체내에 선순환을 일으키는 것이 고스트 혈관을 만들지 않는 비결입니다.

고스트 혈관에 관한 이모저모 Q&A

고스트 혈관에 관한 의문이 해소되기를 바라는 마음으로

환자들이 자주하는 질문들을 모아

Q&A로 소개하고자 합니다.

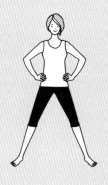

Q 고스트 혈관을 자각할 수 있는 증상이 있나요?

A

흔히 '나이 탓'으로 생각하는 변화와 퇴화의 대부분은 고스트 혈관과 관련 있는 것으로 보입니다. 외모 측면에서는 잘 붓고, 잡티·기미와 주름이 많아지거나, 머리숱이 적어지는 것 등입니다. 이른바 노화로 인한 외모의 변화는 고스트화된 혈관이 원인일 수 있습니다.

체력 저하를 포함하여 다양한 신체 기능 저하는

고스트 혈관에 의한 장기 손상을 원인으로 고려해볼 수 있습니다.

　∨ 계단을 오르면 숨이 가쁘다(폐)

　∨ 오래 걸으면 피곤하다(근육에 노폐물이 쌓임)

　∨ 손발이 저리다(말초신경)

　∨ 술을 마시면 전보다 금방 취한다(간)

　∨ 변비가 생겼다(장의 연동운동 둔화)

　∨ 냉증(자율신경 불균형)

　∨ 눈이 피로하다(쉴렘관)

노화로 인한 당연한 현상이라고 생각해 왔던 변화들은 사실 모세혈관의 고스트화로 인한 증상이라고 볼 수 있습니다.

Q   모세혈관의 '혈관내피세포에서 혈액이 과다 누출'하면 고스트
     혈관이 생긴다고 했는데, '과다 누출'로 인한 이상 감각이나 통
     증은 없나요?

A

혈액 과다 누출 현상이 발생했다는 것 자체를 인식할 수 없고, 통
증이나 이상함도 느끼지 못합니다.

다만, 혈관이 고스트화하면 배출된 젖산이 근육에 쌓이면서
둔하고 무지근한 아픔을 느낄 수는 있습니다.

또한, 혈관내피세포에서 혈액 성분이 과도하게 새어 나오면
마이크로퍼지가 활성화합니다. 이로 인해 비만세포에서 히스
타민이 방출되고 자각신경이 자극되면서 이상 감각(벌레가 기
어 다니는 것처럼 간지러운 불쾌감, 당기고 저리고 쑤시는 통증)이 느껴
질 수 있습니다.

Q   모세혈관의 고스트화는 전신에서 동시에 진행되나요?

A

모세혈관은 세포의 수명과 노화뿐만 아니라, 혈중 환경 요
인(혈당 수치와 콜레스테롤, 혈류)의 영향을 받아 고스트화됩니다.

전신 혈관이 거의 동시에 노화한다고 볼 수 있습니다.

특히 폐 조직은 혈관주위세포의 접착력이 거의 없는 연약한 모세혈관으로 이루어져 있어서 쉽게 영향을 받을 수 있습니다.

Q   빈혈도 고스트 혈관과 관련 있나요?

A

헤모글로빈의 재료인 철이 부족하여 발병하는 '철 결핍성 빈혈'은 각 조직에서 철을 흡수하는 기능이 저하하였기 때문입니다. 그 원인으로 고스트 혈관을 들 수 있습니다.

혈액은 뼈에서 생성되는데, 골수의 모세혈관 상태가 좋지 않으면 혈액 생산력이 약해져 적혈구 수가 정상치보다 떨어지고 빈혈이 일어날 수 있습니다.

Q   만성 생활습관병 때문에 수년째 치료제를 복용하고 있습니다.
그런데, 별로 효과가 없는 이유는 고스트 혈관 때문일까요?

A

혈관에서 과도한 혈액 누출이 계속되면 조직에 물이 고인 상태가 됩니다. 모래밭에 물을 뿌리면 바로 흡수되지만, 이미 물이 고인 모래밭에는 물 수위만 올라갈 뿐 모래 속으로 물이 들어가지 않습니다. 이와 마찬가지로

수분이 고인 상태인 혈관 내부와 조직 내부는
압력이 같아서 혈관에서 조직으로 약물이 흡수되기 어렵습니다.

혈류를 개선하면 치료제의 효능도 향상될 수 있습니다.

Q   저혈압은 고스트 혈관과 관련 있나요?

A

모세혈관의 고스트화로 말초순환(혈류)이 나빠지면 고혈압이 생기고, 혈관내피세포에 가해지는 물리적인 손상이 더 커집니다. 반면, 저혈압은 혈류량이 줄어들고, 혈관내피세포의 결합력도 약해져 혈액이 쉽게 누출되는 모세혈관으로 변화할 우려가 있습니다.

Q 현재 골다공증 치료 중입니다. 처방 약을 먹으면서 책에 나온 실천법을 병행해도 괜찮은가요?

A

이 책에서 실천법으로 소개하고 있는 식품은 이른바 약과는 다르므로 치료 약과 병행해도 문제가 없습니다. 단, 영양제 등 건강식품을 복용하는 데는 다소 주의가 필요합니다.

일반적으로 처방 약 복용 중에 건강식품을 과도하게 섭취하면, 소화기관에서 약을 흡수하는 데 방해가 될 위험이 있습니다. 따라서 건강식품과 치료 약을 동시에 먹지 말 것을 권하고 싶습니다.

건강식품은 복약과 복약 사이에 섭취하도록 합니다.

또한, 운동과 관련하여 조언하자면, 골다공증 환자에게 격렬한 운동은 위험합니다. 실천법에서 소개한 혈관 마사지 같은 부드러운 방법으로 모세혈관을 자극하는 것이 좋습니다.

Q   치매 검사로 고스트 혈관 검사를 하는 병원이 있나요?

A

지금 시점에서는 고스트 혈관 검사로 치매 진단을 하고 있지는 않습니다. 하지만 뇌 MRI 촬영 결과, 백질병변이 있었던 사람은 뇌 미세순환장애도 의심됩니다. 뇌동맥류 검사를 하는 뇌 검진으로 백질병변의 유무를 확인해 보는 것이 좋습니다.

Q   조기 발병 치매도 고스트 혈관과 관련이 있나요?

A

조기 발병 치매 중 뇌혈관 연축증후군으로 불리는 병태의 경우 혈관의 고스트화가 유도되고 있을 가능성이 있다고 추측되지만, 아직 자세한 내용은 알 수 없습니다.

Q   실천법에 소개된 타이투(Tie2) 활성 음식 재료(시나몬, 필발, 오가피, 루이보스 차) 중 아무거나 먹어도 효능은 같은가요?

A

시나몬, 필발, 오가피, 루이보스 차에는 다양한 성분이 함유되어 있습니다. 고유의 특성에 더해 타이투(Tie2)를 활성화하는 효과도 있다고 여기는 것이 좋습니다.

Q 시나몬, 필발, 오가피, 루이보스 차의 적정 섭취량은요?

A

시험관에서 관찰한 타이투(Tie2) 활성 농도를 계산했을 때,
시나몬은 1일 1회 600mg 정도가 적정량입니다.

시험관과 사람에 대한 투여 경험으로 볼 때,
필발은 1일 1회 10~300mg 정도가 적정량입니다.

루이보스 차는 거르는 방법(농도)에 따라 달라지므로 적정량
의 기준을 정하기 어렵습니다.
식후에 녹차나 홍차 대용으로 마실 깃을 권합니다.

오가피에 관한 분석은 이제 막 시작한 참이라 아직 적정량
이 책정되어 있지 않습니다.
다만 시나몬과 동일한 성분이 타이투(Tie2) 활성의 주체이므
로 시나몬에 준하여 섭취하는 것이 적정합니다.

A

실천법에서 추천한 음식 재료를 섭취하면
1~2주 안에 효과가 발생하는 것을 경험했습니다.

음식 재료를 섭취하는 데 그치지 말고, 운동을 병행하면 혈류
를 증가시키는 효과도 거둘 수 있습니다. 근육을 강화하면서
모세혈관 구조를 유지하는 것을 목표로 삼기아 봅시다.

Q   타이투(Tie2)를 활성화하는 약이 따로 있나요?
A

   현재, 많은 제약기업에서 타이투(Tie2) 활성을 유도하는 치료
제 개발을 위해 연구를 진행하고 있습니다. 캐나다의 한 기업
에서는 폐혈관 장애로 투과성(누출)이 진행되고, 호흡 기능이
저하되어 치사에 이르게 하는 '급성호흡곤란증후군(ARDS)' 치
료제 연구를 진행하고 있습니다.
   이외에도 다양한 영역에서 타이투(Tie2) 활성화를 유도하는
치료제가 출시될 것으로 기대됩니다.

Q   일반 병원에서도 고스트 혈관 검진이 가능한가요?

A

모세혈관을 관찰하는 기계는 아직 일반화되어 있지 않습니다. 손톱 주름으로 모세혈관의 소실이나 비정상적인 확장소견이 있는지 관찰하는 병원도 있습니다. 모세혈관의 상태를 자동으로 계측하는 방법을 검토하는 움직임도 있는데, 범용화되면 검진받을 수 있는 의료 기관이 많아질 것으로 기대됩니다.

Q   고스트 혈관은 유전일까요?

A

'질병과 체질 변화의 원인은 유전인가 아니면 환경인가' 이 주제에 관한 다양한 연구가 이루어지고 있습니다. 쌍둥이를 대상으로 한 연구도 그중 하나입니다. 같은 유전자 구조를 가진 일란성 쌍둥이도 서로 다른 환경에서 생활(식생활과 생활방식이 다르다)하고, 흡연 여부에 따라 외모 나이가 완전히 다르다는 보고가 있습니다.

이러한 사실로 미루어볼 때 유전보다 생활습관이나 환경이 체질을 결정하는 요인이 될 가능성이 높다고 할 수 있습니다.

고스트 혈관도 생활 습관의 축적이 원인이라고 생각합니다.

저는 고등학생 때 레오나르도 다빈치의 영향을 받아 의학을 공부하기로 결심했습니다.

르네상스 시대에 총애를 받은 그는 '레오나르도 다빈치 노트Leonardo da Vinci's Note'에 '과학뿐만 아니라 예술적 사상을 풍부하게 하기 위해서는 생물 해부학이 매우 중요하다'라고 말했습니다. 그렇게 해부학의 중요성을 설파하며 수많은 해부학 스케치를 남겼지요. 골격을 이루는 뼈와 근육이 놀라울 정도로 섬세하게 그려져 있습니다.

제가 유독 관심이 갔던 부분은 '혈관'이었습니다. 16세기에 동맥이나 정맥이라는 개념이 있었는지 알 수 없습니다. 다만 고등학생이었던 제 눈에는 몸속 여기저기를 주행하는 혈관들이 살아 숨 쉬는 것처럼 보였습니다.

다빈치는 인체를 묘사할 때, 뼈, 근육뿐만 아니라 혈관의 주행성도 포함하여 '육체'를 표현했던 것 같습니다. 그 시대에는 현미경이 없으니, 당연히 모세혈관을 볼 수 없었지만, 만약 다빈치가 모세혈관을 보았다면, 그의 인체 그림은 어떻게 달라졌을까요? 상상만으로도 가슴이 두근거립니다.

우리는 눈에 보이는 동맥과 정맥 외에도, 세포나 조직에 산소와 영양소를 운반하는 모세혈관이 몸 전체를 돌고 있다는 것을 알고 있습니다. 또한, 모세혈관이 생체 유지를 위해 놀라운 기능들을 하고 있다는 사실도 규명되었습니다.

의학과 생리학의 발전은 인간의 수명을 크게 늘리는 데 성공했습니다. 하지만, 건강 수명이 연장되지 않으면 진정한 기여라고 할 수 없다고 생각합니다.

모세혈관의 고스트화가 노화 질환의 원인과도 직결됨이 분명해지고 있습니다. 앞으로는 틀림없이 모세혈관을 염두에 두고 상상력을 발휘하는 '예술적 의료'가 필요해질 것입니다.

이 책이 모세혈관을 기반으로 한 생물 의학의 발전에 기여하기를 진심으로 바랍니다.

타카쿠라 노부유키

참고자료

1. Montagna W 외, J Invest Dermatol. 1979;73:47-53.
2. Li L 외, Arch Dermatol Res. 2006;297:412-416.
3. Wakabayashi T 외, Cell Stem Cell. 2018;22:384-397
4. Hasegawa Y 외, Circulation. 2012;125:1122-1133.
5. Zgraggen S 외 J Allergy (Cairo). 2013;2013:672381.
6. Folkman J, Nat Med. 1995;1:27-31.
7. Kusumbe AP 외, Nature. 2014;507:323-328.
8. Kim J 외, J Clin Invest. 2017;127:3877-3896.
9. Bell RD 외, Neuron. 2010;68:409-427.
10. Takara K 외, Cell Rep. 2017;20:2072-2086.
11. Kajiya K 외, J Derm Sci 2018;92 :3-9.
12. Tian L 외, Nature. 2017;544:250-254
13. Chen Y 외, Inflamm Allergy Drug Targets. 2014;13:177-190.
14. Augustin HG 외, Nat Rev Mol Cell Biol. 2009;10:165-77.
15. 澤根美加 외, 日本化粧品技術者会誌 2012년 46권 3호 p.188-196
16. 大戸信明 외, Aroma Research 2015년 15권 2호 p.144-145

그 외 참고자료

- 「アンチエイジング医療のすべてがわかる本」(及川忠 저, 森吉臣 감수, 秀和システム)
- 「血管力革命 健康寿命を延ばす46の知恵」(伊賀瀬道也 저, 冬樹舎)
- 「マイナス水素イオンで細胞がよみがえる」(市藤勇 저, 森吉臣 감수, 教育評論社)
- 「よくわかる専門基礎講座 栄養学」(津田とみ 저, 金原出版株式会社)
- 「佐々木敏の栄養データはこう読む!」(佐々木敏 저, 女性栄養大学出版部)
- 「読むオイル事典ーココナッツオイルからエゴマオイルまで! 自分に合った オイルが必ず見つかる, 選べる」(YUKIE 저, 主婦の友社)
- 「よく食べてよく眠るダイエット」(則岡孝子 저, 小学館)
- 「腹筋を美しく見せる! 女子の体幹トレーニング」(MAYUMI 감수, 成美堂出版)
- 「いい緊張は能力を2倍にする」(樺沢紫苑 저, 文響社)
- 「心と身体が生まれ変わる 男のヨガ」(浅野佑介 저, ナツメ社)
- 「シナモンメソッド」(高倉伸幸 감수, 角川グループパブリッシング)
- 「スパイス&ハーブ事典」(金丸絵里加 저, エスビー食品, 榊田千佳子 감수, 学研パブリッシング)
- 「病気にならない 老化を防ぐ 血管マッサージ」(妹尾左知丸 저, KK ベストセラーズ)
- 「ハーブティー事典 108 種の効能から味・香り, 利用法まで解説!」(佐々木薫 저, 池田書店)
- 「ようこそ, うこぎワールドへ」(うこぎの町米沢かき根の会)
  http://www.mindp.co.jp/ukogi

만성 질병과 노화를 일으키는 숨겨진 위험

고스트 혈관

초판 1쇄 발행 · 2021년 10월 31일

지은이 · 다카쿠라 노부유키
옮긴이 · 서희경
펴낸이 · 곽동현
디자인 · 정계수
펴낸곳 · 소보랩
출판등록 · 1988년 1월 20일 제2002-23호
주소 · 서울시 동작구 동작대로 1길 27 5층
전화번호 · (02)587-2966
팩스 · (02)587-2922
메일 · labsobo@gmail.com
ISBN 979-11-6591-857-6(13510)